図解 養生訓

「ほどほど」で長生きする

齋藤 孝

ウェッジ

図解　養生訓　もくじ

第一章　生きる力——養生の基本

1　養生とは人が正しく生きる道……010

人の身は父母を本とし、天地を初とす。（略）養生の術をまなんで、よくわが身をたもつべし。是人生第一の大事なり。（巻第一の1）

2　身体を養うテクニック……014

早く身命を失ふ事、天地父母へ不幸のいたり、愚なる哉。（略）命みじかければ、天下四海の富を得ても益なし。（巻第一の1）

3　心はいつものびやかに……018

養生の術は、先わが身をそこなふ物を去べし。身をそこなふ物は、内慾と外邪となり。（巻第一の4）

4　憂いを少なくする……023

養生の術は先心気を養ふべし。心を和にし、気を平らかにし、いかりと慾とをおさへ、うれひ、思ひ、をすくなくし、心をくるしめず、気をそこなはず。是心気を養ふ要道なり。（巻第一の9）

5　めぐりのいい身体をつくる……028

気は、一身体の内にあまねく行わたるべし。むねの中一所にあつむべからず。いかり、かなしみ、うれひ、思ひ、あれば、胸中一所に気とゞこほりてあつまる。（巻第一の39）

6　心は「静かに」、身体は「動かす」……033

心は身の主也、しづかにして安からしむべし。（巻第一の14）

7　草木の世話をするように自分の世話をする……036

わかき時より、はやく此術をまなぶべし。身を慎み生を養ふは、是人間第一のおもくすべき事の至也。（巻第一の3）

8　「できる」「できない」を把握する……040

養生の道は、たのむを戒しむ。わが身のつよきをたのみ、わかきをたのみ、病の少いゆるをたのむ。是皆わざわひの本也。（巻第二の7）

9　何事もほどほどが肝心……045

慾の一字をさりて、忍の一字を守るべし。（巻第一の10）

10 脳の快感に溺れるな……049

一時の慾をこらへずして病を生じ、百年の身をあやまる。愚なるかな。（略）恣なると忍ぶとは、是寿と夭とのわかるゝ所也。（巻第二の10）

コラム――森の恵みを失うと……053

第二章 飲食の心得――何をどう食べるか

11 バランスのとれた食べ方で健康は決まる……056

五味偏勝とは一味を多く食過すを云。（略）五味をそなへて、少づゝ食へば病生ぜず。諸肉も諸菜も同じ物をつゞけて食すれば、滞りて害あり。（巻第三の9）

12 〝ついで歩き〟が身を助ける……061

凡養生の道は、内慾をこらゆるを以本とす。（略）時々身をうごかして、気をめぐらすべし。ことに食後には、必数百歩、歩行すべし。（巻第一の5）

13 健康のもとは腹八分目……064

酒は微酔にのみ、半酣をかぎりとすべし。食は半飽に食ひて、十分にみつべからず。酒食ともに限を定めて、節にこゆべからず。（巻第一の9）

14 その食には生気があるか……068

諸の食物、皆あたらしき生気ある物をくらふべし。（巻第三の31）

15 味覚も中庸が肝心……071

飲食十分に満足するは禍の基なり。（略）楽の極まれるは悲の基なり。（巻第三の24）

16 ほどほどに飲めば益多し……074

酒は天の美禄なり。少のめば陽気を助け、血気をやはらげ、食気をめぐらし、愁を去り、興を発して、甚人に益あり。多くのめば、又よく人を害する事、酒に過たる物なし。（巻第四の44）

17 食事時にマイナスの感情を持ち込むな！……078
怒の後、早く食すべからず。食後、怒るべからず。憂ひて食すべからず。食して憂ふべからず。（巻第四の28）

18 命への感謝が人をつくる……082
食する時、五思あり。一には、此食の来る所を思ひやるべし。（巻第三の18）

19 身体を温めれば病は減らせる……087
凡の食、淡薄なる物を好むべし。肥濃油膩の物多く食ふべからず。（巻第三の6）

20 免疫力を上げる「飴ちゃん」……091
津液は一身のうるほひ也。（巻第二の27）
津液をばのむべし、吐べからず。痰をば吐べし、のむべからず。（巻第二の28）

コラム――江戸の食べもの循環……095

第三章　日々是好日――心をととのえる

21 自分の幸せの基準を持つ……098
心を平らかにし、気を和かにし、言をすくなくし、しづかにす。是徳を養ひ身をやしなふ。（巻第二の19）

22 自分への「見切り力」をつけよう……103
万の事、皆わがちからをはかるべし。（巻第二の31）

23 六、七割よければよしとする……106
凡の事十分によからんことを求むれば、わが心のわづらひとなりて楽なし。（略）いゝさかよければ事たりぬ。十分によからん事を好むべからず。（巻第二の36）

24 自分にとっての「真ん中」を知る……110
養生の道は、中を守るべし。中を守るとは過不及なきを云。（巻第二の42）

25 流れに乗れば道が開ける……114
心ゆたけくして物とあらそはず、理に随ひて行なへば、世にさはりなくして天地ひろし。かくのごとくなる人は命長し。（巻第二の24）

26 反省しても後悔するな……119
過あらば一たびはわが身をせめて二度悔ず、只天命をやすんじてうれへず、是心気をやしなふ道なり。（巻第二の26）

27 怒りをコントロールする……123
およそ養生の道は忿慾をこらゆるにあり。（巻第二の22）

28 口は言葉も身体も司る……127
禍は口よりいで、病は口より入といへり。口の出しいれ常に慎むべし。（巻第三の2）

29 気を養うには環境から……131
外境いさぎよければ、中心も亦是にふれて清くなる。外より内を養ふ理あり。（巻第二の67）

30 今、この瞬間を楽しむ……135
貧賤なる人も、道を楽しんで日をわたらば、大なる幸なり。（巻第二の18）

第四章 健康配慮社会の到来 ——身体をととのえる

31 自分の身体に合った朝の行動パターンを決める……140
凡朝は早くおきて、手と面を洗ひ、髪をゆひ、事をつとめ、食後にはまづ腹を多くなで下し、食気をめぐらすべし。（巻第二の1）

32 元気の収支決算を考える……143
人、毎日昼夜の間、元気を養ふ事と元気をそこなふ事との、二の多少をくらべ見るべし。（巻第二の13）

33 元気は目に表れる……146
目に精神ある人は寿し。精神なき人は夭し。（巻第二の23）

34 自分メンテナンスのすすめ……149
人の元気は、もと是天地の万物を生ずる気なり。是人身の根本なり。（巻第一の8）

35　脳にも休息が必要……152
要事なくんば、開くべからず。（巻第五の18）

36　丹田に気を集めて心身をととのえる……154
臍下三寸を丹田と云。（略）養気の術つねに腰を正しくすゑ、真気を丹田におさめあつめ、呼吸をしづめてあらくせず、事にあたつては、胸中より微気をしば〱口に吐き出して、胸中に気をあつめずして、丹田に気をあつむべし。（巻第二の48）

37　正しい呼吸法で、身体の中から流れを変える……158
呼吸は人の生気也。（略）是ふるくけがれたる気をはき出して、新しき清き気を吸入る也。新とふるきと、かゆる也。（巻第二の61）

38　気をめぐらせ、エネルギーを発散……161
常に身を労働すれば気血めぐり、食気とゞこほらず、是養生の要術也。（略）時にうごき、時に静なれば、気めぐりて滞らず。（巻第二の2）

39　身体をさすってリラックス……165
導引の法を毎日行へば、気をめぐらし、食を消して、積聚を生ぜず。（巻第五の11）

40　接して漏らさず……168
四十以上の人は、交接のみしばしばにして、精気をば泄すべからず。（巻第四の65）

41　病気を防ぐために薬を飲む……171
凡薬と鍼灸を用るは、やむ事を得ざる下策なり。（巻第一の15）

42　薬を上手に飲んで体調をととのえる……174
良医の薬を用るは臨機応変。（巻第七の4）

43　その医者は養生を教えてくれるか……177
其術をつとめまなばずんば、其道を得べからず。其術をしれる人ありて習得ば、千金にも替がたし。（巻第一の25）

44　寿命は医者で変わる……180
上医は病を知り、脈を知り、薬を知る。（巻第七の1）

コラム――江戸っ子の経済循環……183

第五章　年を重ねるほど「ほぐれる」生き方
――人生の楽しみ

45　よく生きるには、よく働きよく学べ……188
長生すれば、楽多く益多し。日々にいまだ知らざる事をしり、月々にいまだ能せざる事をよくす。この故に学問の長進する事も、知識の明達なる事も、長生せざれば得がたし。（巻第一の19）

46　正しい三楽……191
およそ人の楽しむべき事三あり。一には身に道を行ひ、ひが事なくして善を楽しむにあり。二には身に病なくして、快く楽むにあり。三には命ながくして、久しくたのしむにあり。富貴にしても此三の楽なければ、真の楽なし。（巻第一の22）

47　自分を楽しませる術を身につける……195
年老ては、さびしきをきらふ。（巻第八の11）

48　今日一日を楽しんで過ごす……198
老後は、わかき時より月日の早き事、十ばいなれば、一日を十日とし、十日を百日とし、一月を一年とし、喜楽して、あだに、日をくらすべからず。（略）老後の一日、千金にあたるべし。（巻第八の4）

49　年を重ねるほど、ほぐれ感が大事……201
怒なく、うれひなく、過ぎ去たる人の過を、とがむべからず。我が過を、しきりに悔ゆべからず。人の無礼なる横逆を、いかりうらむべからず。是皆、老人養生の道なり。（巻第八の6）

50　心の楽しみを見つける……205
年老ては、わが心の楽の外、万端、心にさしはさむべからず。（巻第八の23）

コラム――進化した「ネオ江戸時代」へ……209

あとがき……212

※本書で引用した『養生訓』の書き下し文は、伊藤友信訳『養生訓』（講談社学術文庫）に拠りました。一部文字遣いや語句については変更した箇所があります。書き下し文の後の括弧は、講談社学術文庫版で示されている編と章番号を表しています。

編集協力——菅　聖子

第一章　生きる力——養生の基本

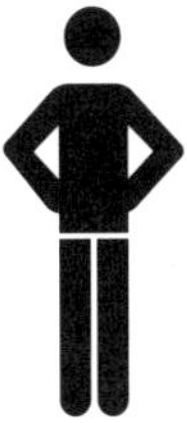

1　養生とは人が正しく生きる道

人の身は父母を本《もと》とし、天地を初《はじめ》とす。（略）養生の術をまなんで、よくわが身をたもつべし。是《これ》人生第一の大事なり。（巻第一の1）

自分の身体は自分だけのものではない

これは、貝原益軒《かいばらえきけん》が『養生訓』の序文に書いた言葉です。

「養生」とは、そもそも何なのか。現代の言葉に置き換えると、もっとも近いのが「健康」でしょう。しかし、益軒の書いた『養生訓』には、「孝を尽くす」「義を尽くす」「人倫の道」などの言葉がたびたび登場します。これは、儒教の考え方、すなわち論語的な考え方です。

現代人の言う健康とは、単に「病気をしていない」とか「元気である」という意味です

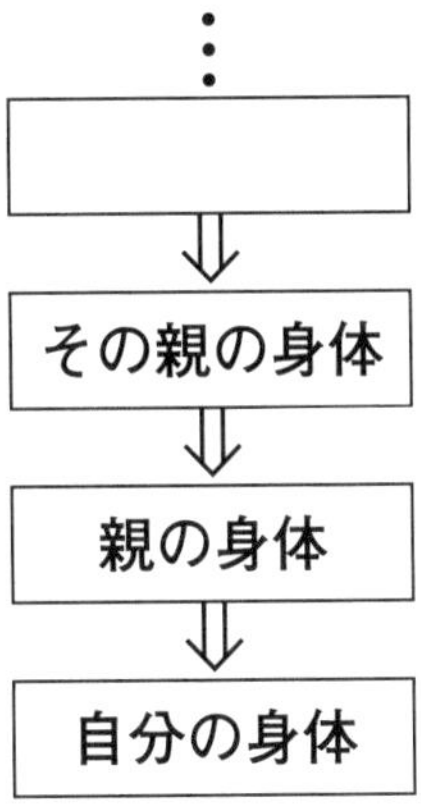

身体の中身は受け継がれてきたもの

が、養生はそれだけにとどまりません。心身の健康のみならず、親孝行を尽くしたり、人倫の道を行ったり、義理に従ったりということを含んでいる。もとはと言えば大陸から来た健康法でしたが、益軒はそれを「人の生きる道」として説いたのです。

『養生訓』は、「人の身は父母を本とし、天地を初とす」という言葉から始まります。「身体＝自分のもの」ではなく、「身体＝父母のもの、天のもの」。不摂生をして自分の身体を傷つけるのは親不孝だ、という思想に貫かれています。『論語』の中にも、このような話はけっこう出てきます。

ある人が、自分の手足を弟子たちに見せて「きれいだろう。傷ついてないだろう。これは親のものだから、私は親不孝しないよう生きてきたのだ」というくだりがあります。自分の身体は親からもらったものであり、傷つけないことが親孝行だと誇りを持っているわけです。

一方、現代の個人主義社会では、ピアスをしようがタトゥーをしようが「身体は自分のもの。自分の好きにしていいんだ」という風潮があります。しかし、『養生訓』には、自分の身体だから自分の好きなようにしていいという考えがそもそもありません。親はもちろん、それ以前のずっと先から多くの先祖や古代の遺伝子が連綿とつながって、自分が生かされていると考えるのが当たり前。そのため、怪我も不摂生をして身体を壊すことも、親不孝だと言われたのです。

心の根本を押さえ、無理な生き方をしない

生物というのは、環境の変化によって驚くほど変容します。人間が今このような形で存在していること自体、内臓も姿もすべて環境に合わせてきた結果で、今の私たちの姿は、環境に合ったデザインと機能を兼ね備えた形と言えるでしょう。

たとえば日本人は、腸の長さがほかの国の人と違ってとても長い。だから胴長なのですが、それは長い歴史の中で穀物をたくさん食べてきたことが影響しています。ここ五十年で日本人の食生活は急激に欧米化しましたが、その生活に腸がついていけません。従来持っている酵素もそうした食生活に合わないため、肉を消化しきれない人もいるし、冷たい

牛乳を飲むとおなかを壊す人もいるし、アルコールに極端に弱い人もいます。生活は急変しても、遺伝子は急には変われないのです。

何十世代、何百世代と、米や野菜や漬物を食べ続けてきた生活が、日本人の身体をつくってきた。食べるものが変わったからといって、急に自分の代で腸の長さを変えることはできないし、腸の機能を変えることもできないのです。

生活形態の急激な変化は、天に反すること。そういう意味では、日本人にとって『養生訓』は今、とても重要なものに思えます。私たちの生活の中には健康情報があふれていますが、その知識を知っているかどうかよりも、心の習慣として注意深さが身についていることが大事なのです。

現代に生きる私たちは、食生活をはじめとするライフスタイルと、自然の集約である身体とのズレ幅が激しくなっています。それは、益軒が『養生訓』を書いた江戸時代とは比べものにならないほど大きなズレです。だからこそ今、『養生訓』の教えに立ち返り、学ぶことが大事だと思います。

◎齋藤孝の「今日からできる養生法」

怪我や不摂生をしたときは、両親や先祖のことを思おう。

2　身体を養うテクニック

早く身命を失ふ事、天地父母へ不孝のいたり、愚《おろか》なる哉。（略）命みじかければ、天下四海の富《とみ》を得ても益なし。（巻第一の1）

命をすべて生ききる

持って生まれた天命を縮めるのは、天地父母への最大の不孝であってバカげたこと。全世界の富を得たところで、短命では仕方ない――。

益軒は、江戸の庶民がどうすれば長生きできるかというところに、自分の立ち位置を見出していました。

この時代には当然ながら武士もおり、わが身を保つよりも、主君のために忠義を尽くすことを重視した人たちがいました。場合によっては、忠義のためなら命を絶つことさえためらわなかったのです。しかし、あくまで益軒の言葉は庶民に向けられました。

今の時代は、高齢になったときお金がないと不幸だと、みんなせっせと貯金をしています。しかしこのような言葉と出合うと、お金がなくても長命であるだけで豊かだと考えられるようになります。

かつての日本では、「天命をまっとうする」という言葉がよく使われました。天命をまっとうするとは、「命をすべて生ききる」ということです。益軒は常々、天から与えられた生命は本来長いのに、人間の生活がそれを短くしてしまっていると言っていました。自分の身体は自分のものではなく天から与えられたものだから、自分の好き放題やってはいけない。「天命をさまたげるものは避けて生きよ」ということです。

では「命を生ききる」について、具体的にイメージしてみましょう。人間も含めすべての生きものには、持っているエネルギーがあります。エネルギーは、上手に放出することによって補給されます。つまり、循環をよくしてエネルギーを回転させていくこと。これが「生ききる」感覚へとつながるのです。

たとえば、家にずっと引きこもっていると鬱々としがちです。エネルギーが循環しにくい。しかし、外で多くの人に会うと疲れてしまうので、ひとりがいいケースもある。外に出てたくさんの人に会って話すことで循環する人もいるし、ひとりで庭仕事を無心にすることで循環する人もいます。生き方、身体のタイプ、得意なパターン、生活習慣などによって、感覚はそれぞれに違います。自分のエネルギーを循環させる方法を五十歳くらいまでに見つけられると、命を生ききる手ごたえが感じられ、長く命を保てるでしょう。

人生を楽しむために注意深く暮らす

『養生訓』には、儒教の教えに加えて「道教」という陰陽をもとにした長寿の道もミックスされています。秦の始皇帝も道教の影響を受けて長寿の道を探り、不老不死の薬を求めたと言われています。道教の教えの中に、自分の臍下丹田《せいかたんでん》（臍《へそ》の下、身体の中心）で気を練り、気を回す仙人の術があります。この術が養生の源流にあるのです。

『論語』と『養生訓』が違うのは、養生には「術」が必要な点です。『論語』には心の本質や人としての道を身につける基本が書いてありますが、特定の技術が必要なのではありません。しかし、身体においては身体を養うテクニック、「養生術」があります。

養生術の基本は「欲望をほしいままにしない」というコントロールです。そのときの心持ちは「深き淵にのぞむがごとく、薄き氷を踏むがごとく」。つまり、深い淵をのぞきこむように、薄い氷を踏むかのように、細心の注意を払って慎重に生活すること。命というのはいつでも淵に落ちたり、薄氷を踏みぬいたりする危うさを持っているということです。

しかし、その上で「人生を楽しまないでどうする！」と益軒は言います。人生を楽しむために、注意深く暮らすこと。注意深く生きれば長命でいられて、長命でいられるほど幸せなことはない、というメッセージがここにあります。

落語の「寿限無《じゅげむ》」をご存じの方も多いでしょう。

「寿限無寿限無、五劫《ごこう》のすりきれ、海砂利水魚の水行末《すいぎょうまつ》、雲来末《うんらいまつ》、風来末《ふうらいまつ》、食う寝ると

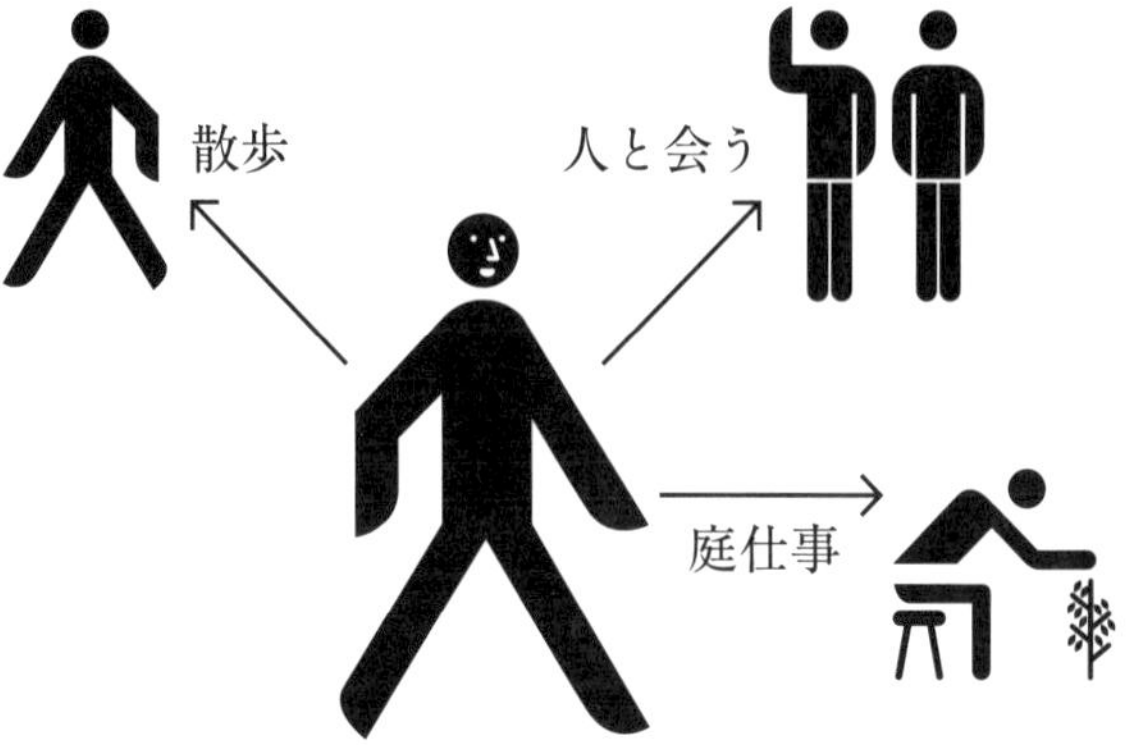

循環をよくしてエネルギーを回転＝生ききる

ころに住むところ、やぶらこうじのぶらこうじ、パイポパイポ、パイポのシューリンガン、シューリンガンのグーリンダイ、グーリンダイのポンポコピーのポンポコナの長久命《ちょうきゅうめい》の長助《ちょうすけ》」

この長い長い名前は、長い時間を表しています。「寿限無」とは、「齢《よわい》、限りなし」という意味。「寿」を訓読みすると「いのちながし」となります。この名前そのものが、長寿を願ったもの。そして長寿で暮らすため、自分の命を生ききるための生き方術が、養生術です。

◎齋藤孝の「今日からできる養生法」

自分にとって気持ちよい「エネルギー循環法」を見つけよう。

3　心はいつものびやかに

養生の術は、先《ま》ずわが身をそこなふ物を去《さる》べし。身をそこなふ物は、内慾《ないよく》と外邪《がいじゃ》となり。（巻第一の4）

欲を貪る心が病を引き寄せる

養生法の第一は、自分の身体を損なうものを除去すること。身体を損なうものとは、内なる欲望と外からやってくる邪気とである――。

この「内なる欲望」と「外からやってくる邪気」は、多くの病気の原因であり、たびたび『養生訓』の中に登場するキーワードです。

内なる欲望とは、「飲食の欲」「好色の欲」「眠りの欲」「言語をほしいままにする欲」、そして「七情の欲」です。

「食欲・性欲・睡眠欲」は、現代でもよく言われることですが、人間の欲求の根本にあるものです。それにしても「言語をほしいままにする欲」とは、おもしろい表現です。思っ

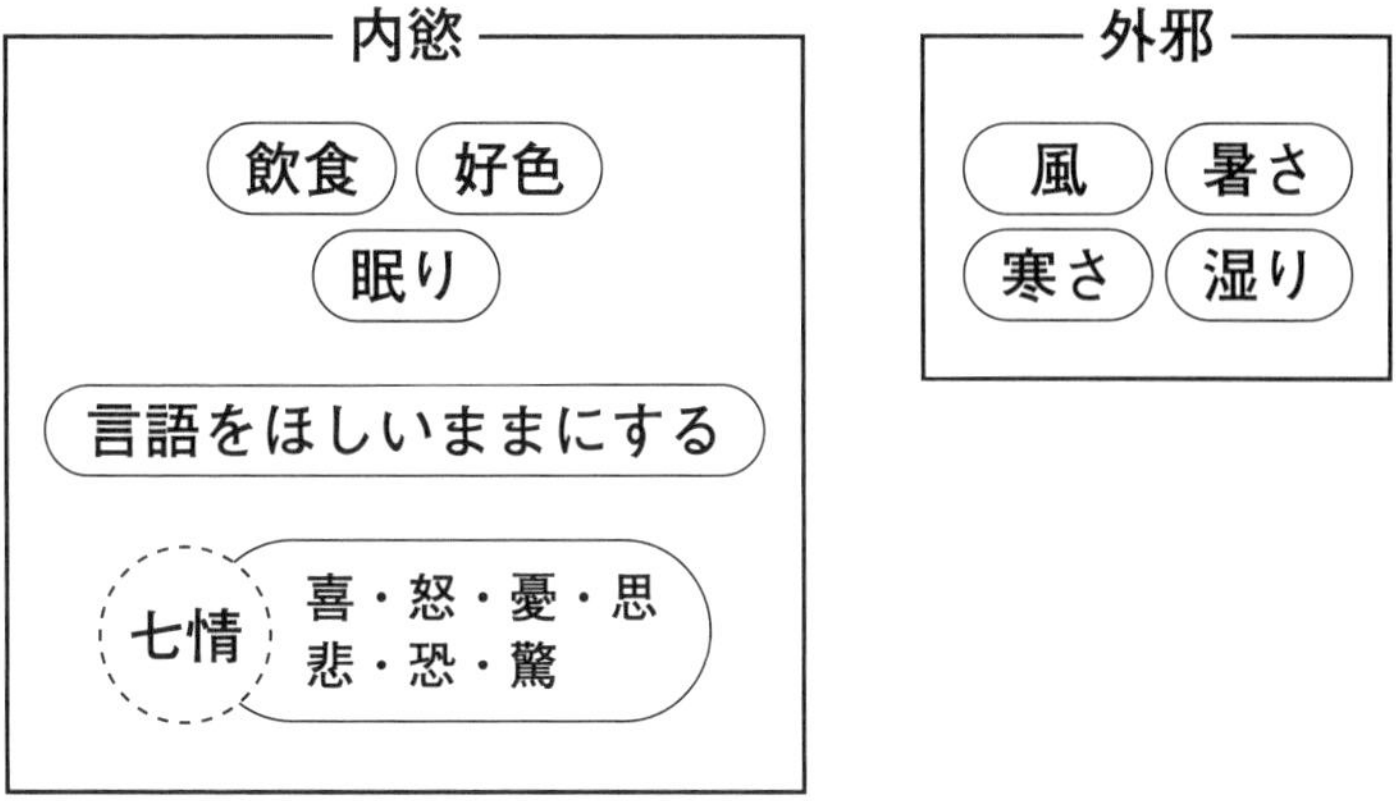

内欲を慎むと、外邪をはねのけやすくなる

たことを何でも口にし、言葉で人をねじ伏せることを指していますが、昔の人はしゃべりすぎてはいけないと考えていたのでしょう。

私自身がこの中でもっとも注意しているのは「睡眠時間を確保すること」です。本来は眠りを貪《むさぼ》ってはいけないという意味ですが、現代人は眠りが足りない人のほうが多い。人によって満足できる睡眠時間は違い、四時間で十分な人もいれば八時間寝ないとだめな人もいます。私は睡眠が足りないと即座に体調が悪くなるので、できるだけ優先的に時間を確保しています。どういう寝方でどれくらい眠ると調子がいいか、自分のパターンを知り、無理をしないことが大切です。

七情の欲とは、「喜び・怒り・憂い・思い・悲しみ・恐れ・驚き」の七つの感情を指します。これらを欲するままに貪ってしまうと、生命のエネルギーを低下させ、病を引き起こします。生きていれば、さまざまな感情（七情）は日々湧き上がってくるものです。喜びも悲しみも、生きているからこそ。しかし、特に怒りや憂いや悲しみの感情は、浸りすぎると身体を弱らせます。あまり内側に溜めすぎないようにしましょう。

内なる欲を慎んでいると、身体の内側にある気が充実するため、外邪をはねのけやすくなります。反対に食べすぎたり、色や睡眠を貪ったり、心配事や怒りで心をいっぱいにしていると、外邪に負けやすく病を引き寄せるのです。つまり、外邪に打ち勝つ身体は、自分の努力次第でつくっていけるというわけです。

冷えにご注意

一方、外なる邪気とは「風」「寒さ」「暑さ」「湿り」の四つを指します。風や寒さや暑さや湿りは、身体を外側から痛めつけます。これらは、医者や聖人であっても逃れられるものではありません。

私はこれらの邪気に対し、自分なりによい対策ができていると自負しています。まず、この四つの中では寒さに圧倒的に弱いので、やせ我慢せず、使い捨てカイロと共に人生を生きていこうと決めています。特に、貼るカイロは優れものです。日本人は当たり前のように使っていますが、海外ではなかなか手に入りません。ロシアの人たちは日本に来ると、必ず買って帰ると言います。シベリアなどの極寒の地ではないにもかかわらず、このような商品がある日本は幸せな国だと思います。ちなみにロシアでは、赤ちゃんを冷気にさらしたり、冷水につけたりして、寒さに強い身体をつくるそうです。

私は幼児期、冬にはダルマみたいに服を着たためか、寒がりです。寒さを感じたとき、まずは使い捨てカイロを腰に貼ります。すると、全身が温まります。ズボンの下にはモモヒキを。我々の世代は小学生のときにはみんな半ズボンだったし、モモヒキはカッコ悪いものの代名詞でした。しかし、ユニクロのヒートテックなど、抵抗なく着用できるものができました。使ってみると、今までずいぶん無駄な外邪にさらされていたことに気づくのです。おかげで、冬の身体への負担は少なくなりました。

上着も変えました。それまでは、ジャケットやブルゾンのようなものを着ていましたが、首にふわふわした毛があってきっちり締まる、膝丈の長いコートにしました。どんなに風が強く寒い日に外に出ても、身体はポカポカです。最近は、軽くて機能的なコートがたくさん売られています。年を重ねたら機能のよい上質なものを、それほど高価でなくてもコストパフォーマンスのよいものを選ぶとよいでしょう。

暑さについては、最近は室内での熱中症が問題視されています。特に高齢の人は無理して節電せず、エアコンを使うこと。そして、脇の下や膝の裏などを冷却材で冷やすとよいでしょう。外出するときはエアコンが効きすぎた場所も多いので、薄いセーターを一枚持ち歩き、いつでも体温調節できるようにします。

身体を温めると免疫力が高まるという、医学的な見解もあります。原始、古代の人々にとって「温まる」ということは最優先課題でしたが、現代人は忘れてしまいがちです。

人の身体はたいてい温めたほうがよいのですが、男性の睾丸だけは温めてはいけないと言われています。熱がこもると性的機能が落ち、精子が死んでしまうからです。その部分は、楽にして風通しをよくしましょう。昔ながらのふんどしは、理にかなった下着だったと言えます。

◎齋藤孝の「今日からできる養生法」
使い捨てカイロや防寒機能の下着で冷え退治しよう。

4　憂いを少なくする

> 養生の術は先《まず》心気を養ふべし。心を和《やわらか》にし、気を平《たい》らかにし、いかりと慾とをおさへ、うれひ、思ひ、をすくなくし、心をくるしめず、気をそこなはず。是《これ》心気を養ふ要道なり。（巻第一の9）

「気」は心と身体をつないでいる

心気とは、心の中をめぐる気。心気を養うことは、養生術の第一歩です。

そのポイントを整理すると、「心をやわらかに静かにする」「怒りや欲を抑える」「憂いや心配を少なくする」「心を苦しめない」「気を損なわない」となります。

「和」という言葉には「日本」という意味もありますが、ここでは「やわらか」と訓読みします。現代の私たちにとっても「和」はなじみ深い文字なので、やわらかという使い方を覚えておくと、字を見るだけで心がホッとするでしょう。

江戸時代の人たちは、心の健康と身体の健康を分けていませんでした。心と身体をつなぐのが「気」で、気を中心に心と身体がひとつのものとして存在していたのです。

心身二元論のように、心と身体を分ける考えは西洋の哲学で、『養生訓』の中にはまったく出てきません。天地に気が存在し、すべてのものと共に自分もめぐっている。めぐっているので心と身体を切り離すことはできないし、自己と他者、自己と環境を切り離すこともできません。関わりながら、一緒にめぐる存在です。

ストレスが身体に悪いというのは、今でこそ言われるようになりましたが、明治以降、昭和の高度成長期のころまでは、心の部分がないがしろにされてきました。しかし、それ以前の益軒の生きた時代には、みんなが心気を養う術を知っていたのです。

自分にとってのストレスは何か

特に「憂いを少なくする」というのは非常に重要です。憂いが多い人は、血のめぐりが悪くなります。心配事が多いと顔が青ざめるのは、そのためです。

私も以前、頭の中が心配事でいっぱいになり「どうしよう、どうしよう」と思い悩んだ時期がありました。マッサージに行くと、担当してくれた人が「眉のあたりから上が真っ青なのですが、何かありましたか。いつもと顔色が全然違いますよ」と言うのです。なる

心気を養う５つのポイント

- 心をやわらかに静かにする
- 怒りや欲を抑える
- 憂いや心配を少なくする
- 心を苦しめない
- 気を損なわない

心がときめくものを持つと、身体も元気になる

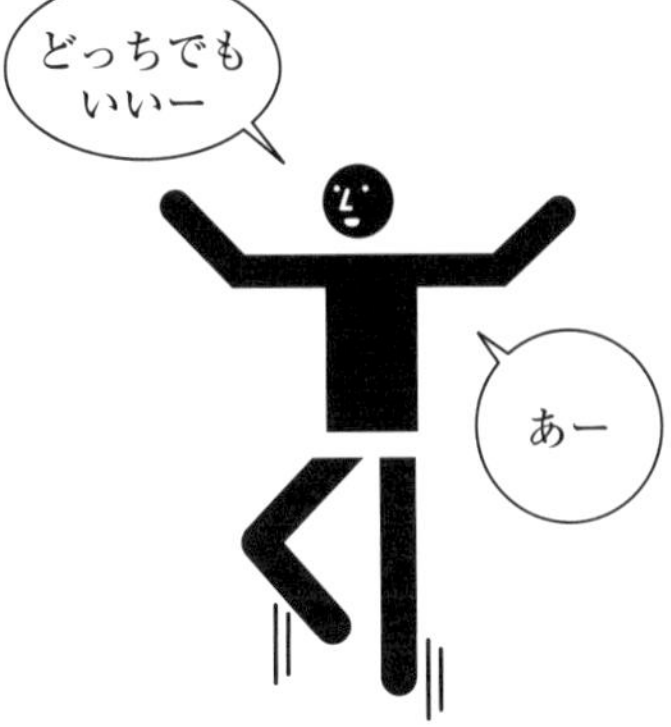

軽くジャンプして憂いを振るい落とそう

ほどそうか、自分では平然としているようでも、憂いを抱えていることは人に伝わるのだと知りました。

人によって身体への表れ方は違うかもしれませんが、大きな心配事は血の流れを悪くします。そんなときは、誰かにマッサージをしてもらったり、自分でストレッチをしたり、お風呂に入ったりして、とにかく身体のほうから循環をよくするよう働きかけましょう。体内の血がめぐり始めると、今度は心が持ち直すのです。「身体は心の影響を受けやすい」のですが、逆に言うと「心も身体の影響を受けやすい」。気や血をめぐらせていい状態でいれば、それを心が感知して憂いの量が少し減ります。

私は何か心配事があると、「あーーーーーーっ」と声に出します。そして、心配事を振るい落とすイメージで軽くジャンプします。そして「あーーー、もうどっちでもいいや」などと声に出し、心配事を忘れるように努めます。考えても仕方ないことは、なるべく早く忘れるのが一番です。

また、家族など身近な人に話を聞いてもらうのも、ひとつの方法です。実は私は、家族から「グチ太郎」と呼ばれています。グチを言わないでいられる人は人格的に成熟していますが、それはなかなか難しい。かといって他人に話すと迷惑がかかります。それを受け入れ合うのが家族だと思うのです。家族が無理なら親しい友人でもいいし、ペットの犬に話すのもいいでしょう。私は何かあるとすぐ家族に話すことにしているので「そんなにグチばかり言ってると、〝グチ死に〟するよ」と言われるほどです。

感情をグチにして吐き出すだけ吐き出すと、次は考えを整理して紙に書き出します。私の仕事は周囲が思うよりも雑用が多く、「こんなことまで?」と思うこともたくさんあります。しかし、面倒でもやれば人間関係はうまくいく。やらなければ人間関係に苦しむことになります。

面倒を受け入れるか受け入れないかは、自分にとってのストレス基準で考えること。自分の好きな仕事や自分に合っている仕事なら、それ自体がストレスになることはありません。しかし、そうでないから悩むのです。たとえば私の場合なら、五百人や千人の人前で話すことはストレスになりませんが、多くの人は想像しただけでストレスを感じるでしょう。人によってストレスの種は違うのです。

自分にとって何がストレスになるのかを基準にして原則を決め、その原則に従って行動すると、不安や憂いは自然に減っていきます。

◎齋藤孝の「今日からできる養生法」
グチは溜め込まず、身近な人に話そう。

5　めぐりのいい身体をつくる

気は、一身体《しんたい》の内にあまねく行《ゆき》わたるべし。むねの中一所にあつむべからず。いかり、かなしみ、うれひ、思ひ、あれば、胸中一所に気とゞこほりてあつまる。（巻第一の39）

考えすぎや不安を散らす

前述の「憂いを少なくする」と似ていますが、こちらは「気が人の身体にあまねく広くいきわたるようにしなければならない」という教えです。

怒りや悲しみや憂いは、胸に集まると考えられています。これらのモヤモヤしたものが集まってくると流れが滞《とどこお》り、滞るとそれが固まります。胸の一ヶ所に固まることは、当然身体にとってよくないので、身体全体に分散させなければなりません。

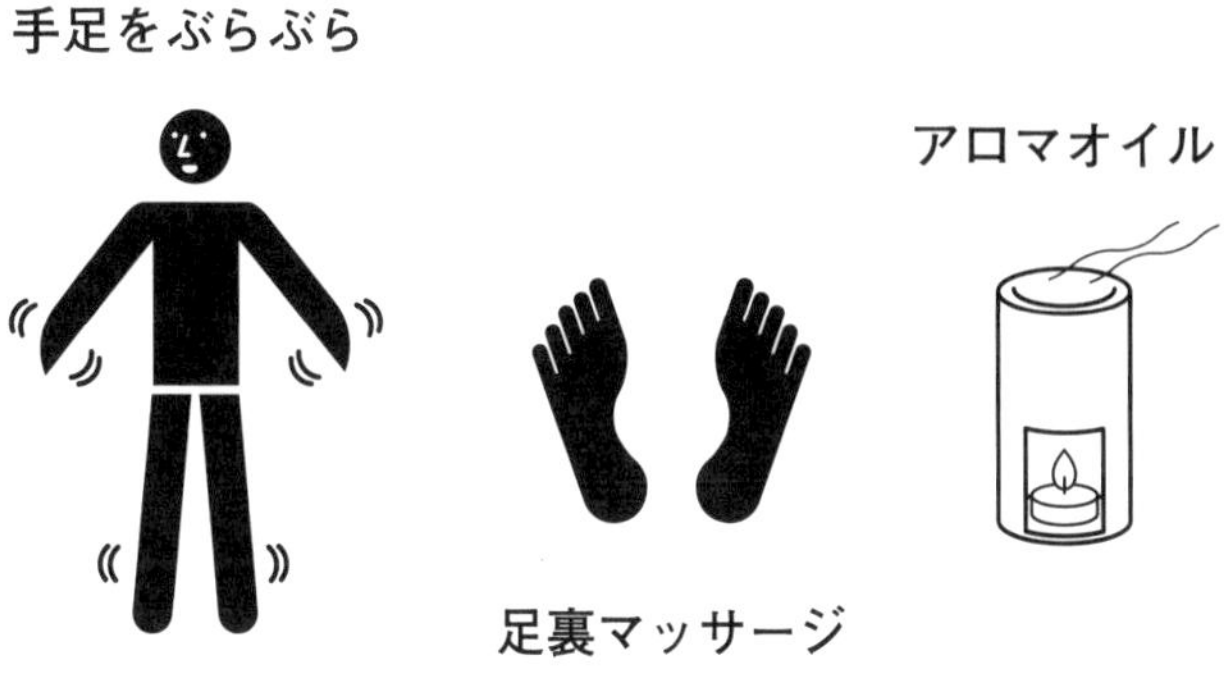

ちょっとしたことで、めぐりはグンとよくなる

特に、取り越し苦労や予期不安というものは、厄介です。何も起きていないのに、先回りして心配してしまう。何も起きないうちから心配するのは、はっきり言って無駄ですが、それでも不安を抱えてしまうのが人間です。これらの不安に加えて、怒りや悲しみや憂いというものは、すべて胸に集中してくるのです。モヤモヤは生産的なものではなく、思いだけが滞留します。

　すると、呼吸も胸のところで浅くなってしまいます。呼吸が浅くなれば気のめぐりも悪くなります。これを解消するには、「固まった思い」を胸から吹き飛ばすイメージを持たなければなりません。まずは身体を動かし、軽い運動をして、胸からモヤモヤが散っていく様子を思い描きましょう。

滞ったときほど身体を動かす

「滞り」を感じたとき、私は立ち上がって手をぶらぶら振ります。そして、片方の手でもう一方の手の指を反らせるようにします。一本一本ぐっと伸ばし、最後は親指以外の指を揃えてぐっと反らせます。こうすることで手全体に血が通い、温まってきます。また、足裏マッサージにもよく行きます。手の指先と足の裏に血が通ってくると、かなりめぐりがよくなってきます。

「野口体操」の創始者である野口三千三は、「ふんやりやわらかくほぐして、伝わりやすい身体をつくることが大事」だと言いました。私も若いころ教室に通って学んだことがあります。たとえば、赤ちゃんを仰向けにして右足を軽くゆすると、身体全体がぷるぷると揺れます。このようにどこか一ヶ所を動かすと全体が揺れる、液体のようなやわらかい身体を目指しました。そうすることによって、身体のめぐりがよくなるのです。

また、野口体操とは別の「野口整体」の教室にも通いました。創始者である野口晴哉は、気をめぐらすことを重要視し、活元運動を提唱しました。ここで習ったのは「邪気を吐く」こと。両手の先でみぞおちを押さえ、身体をこごめるように前に倒して息をはーーーっと吐き出します。これを繰り返して呼吸が深くなると、気がめぐりやすくなるのです。

また、誰かと一緒にふれあうと、身体はほぐれやすくなります。人間の身体は、ひとりで気がめぐるわけではありません。別の人にふれたり、動物や草木にふれることで、気の交流ができ、よりよい気の流れが生まれます。

アロマで副交感神経を高める

人は副交感神経が低下するとイライラします。「教科書にのせたい！」というテレビ番組に出演したときに順天堂大学医学部教授の小林弘幸先生に教わったのですが、副交感神経を高めるには、自分の好きな香りを嗅ぐとよいそうです。いい匂いを嗅ぐことで副交感神経が機能し、交感神経とのバランスがとれて落ち着くのです。実際、番組の収録中に出演者が実験したのですが、好きな香りを嗅いだ人は手先が温まって血流がよくなっていました。緊張したりイライラすると手先は冷たくなりますが、落ち着いたゆったりした呼吸のときは温かくなるのです。

そこで私は自分の好きな香りを探し、イタリアにある世界最古の薬局、サンタ・マリア・ノヴェッラのオイルに行きあたりました。医学の礎を築いたメディチ家も愛用していた由緒正しいものです。少々高価でしたが、私は趣味も少ないのでオイルくらいよいものを使おうと購入しました。それ以来、小さなボトルに詰め替えて持ち歩いています。「メディチ家の香り……」と、うっとりしたりしています。よい香りのオイルを手につけるだけでも、ふわりとリラックスして心が落ち着きます。

バラの花は、香りがなくなると魅力が半減します。料理だって、香りがないと味すらわからなくなると言います。男性は香りをまとうことを気恥ずかしいと感じるかもしれませんが、嗅覚は精神の安定に深く関わっています。香水は香りがきついので、このようなオイルを探してみてはどうでしょうか。

◎齋藤孝の「今日からできる養生法」

手をぶらぶら振って、アロママッサージ。指先まで血を通わせよう。

6　心は「静かに」、身体は「動かす」

心は身の主也《あるじなり》、しづかにして安からしむべし。（巻第一の14）

身体を動かすことが健康につながる

心は身体の主人である。だから、平静を保たなければならない――。

当たり前といえば当たり前ですが、胸に響く言葉です。心の主体性と健康は、すぐには結びつきません。しかし、養生は心の在り方が問われます。怒りを抑え、欲を抑えて、間違いを少なくする。思慮が浅いと欲にまみれてしまうので、思慮分別を持っていること。心に主（思慮分別）を持てば、欲に流されず、怒りを抑え、バランスをとることができる。これが養生につながっていきます。そのあとには、次のような文が続きます。

「心やすくしづかなれば、天君ゆたかに、くるしみなくして楽しむ。身うごきて労すれば、飲食滞らず、血気めぐりて病なし」

心がやすらかであれば、苦しみもなく楽しむことができる。身体を動かし働けば、血や気がめぐって病気にもならない――。心を静かに保ち、身体をどんどん動かすことが健康へとつながっていきます。

日本の長寿村を調べてみると、おじいちゃんおばあちゃんは、たいてい畑仕事をしています。自分で食べるものは自分で作る。身体をよく動かすことで長生きしているのです。高齢者みんなに畑仕事があればよいのですが、それはなかなか難しい話です。できない場合は、毎日玄関先まで新聞を取りに行く、犬の散歩に行く、郵便局に行くなど、用事を作ってこまめに動くとよいでしょう。

都会の高齢者の中には、ちょっと離れた喫茶店まで行くという人もいます。歩いて歩いて喫茶店に入り、お店の人と楽しいおしゃべりをして、一時間くらい休んだらまた歩いて帰る。これも健康を保つにはよい方法ではないでしょうか。

仕事が人を元気にする

今後の日本は超高齢化社会になって、七十歳以上の人が激増します。その人たちがみんな元気に仕事をできればいいのですが、何もすることがなく保護されるばかりになると、社会的負担は大きくなってしまいます。

私は、たとえばコンビニなどで、高齢者が働くことはできないだろうかと考えます。若い人よりスピードは落ちるかもしれませんが、さまざまな経験があるため、気を配りなが

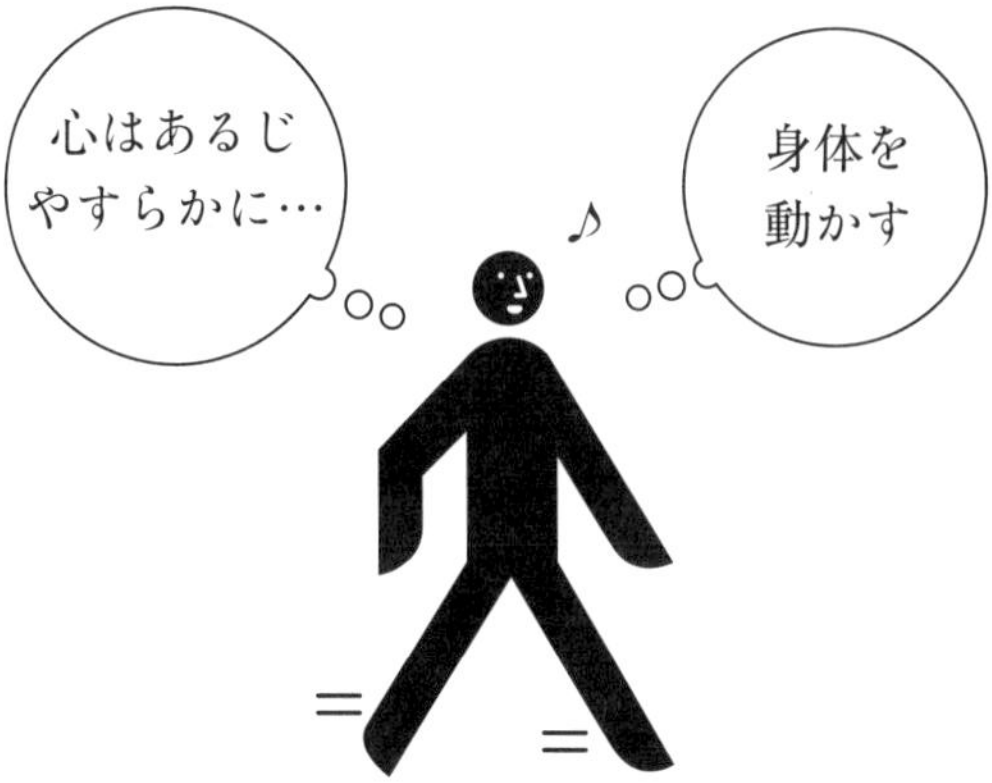

こまめに身体を動かし、心も身体も循環させる

ら働けるというよい面もあるでしょう。それに、早朝など高齢者が得意な時間帯もあるはずです。働けば、心が元気になり身体もまたよく動くようになります。

高齢者が働くためには、社会の受け入れ態勢や偏見をなくすことも必要です。頭も身体も使えるうちはどんどん動かして、できる限り仕事を続けられる社会がよい社会ではないかと私は思います。

◎齋藤孝の「今日からできる養生法」

用事を作って身体をこまめに動かそう。

7　草木の世話をするように自分の世話をする

わかき時より、はやく此《この》術をまなぶべし。身を慎み生を養ふは、是《これ》人間第一のおもくすべき事の至《いたり》也。（巻第一の3）

育てる楽しみ

益軒は、「若いときから早く養生の術を学びなさい。身を慎み、命を養うのは、人としてもっとも大事なことだ」と言いました。その上で「草木を愛する人のように自分の身体を大切にしなさい」と言っています。

ガーデニングをしたり、草木を愛する人は養生に向いています。なぜなら、水をやり、土をかぶせ、肥料をやり、虫を取って、植物の成長を喜ぶというゆるやかなお世話の心があるからです。丁寧に心をかけ続け、配慮ができる人です。

私も朝顔くらいなら育てることができますが、それ以外の鉢植えはたびたび枯らしてしまいます。それだけに、ガーデニングをする人に畏敬の念を持っています。草木の世話というのは表現上の比喩ですが、それだけでなく養生につながっているように思えてなりません。

自分の命についても草木のように「世話をする」というイメージを持つのは有効です。自分の身体を一本の植物として捉えてみましょう。すると、自分にとって水とは何か、肥料とは何か、虫とは何かを考えることになります。水は毎日の食事であり、肥料はたまに受けるマッサージや友人からの励ましの言葉、虫は暴飲暴食や運動不足。さまざまな状況がイメージできます。

私の身近にいる草木の世話が得意な人は、生活全体に無理をしていないように見えます。私の思い込みかもしれませんが、暴飲暴食もそれほどしないのではないでしょうか。暴飲暴食と、植物を愛《め》でるという行為はどう考えても合いません。

日本人はそもそも農耕民族なので、稲や野菜など植物を育ててきた遺伝子が連綿とつながっています。それ以外にも盆栽をしたり、草木の世話を趣味とする伝統があります。益軒は「命を世話することを楽しみとしなさい」と言いたいのかもしれません。自分の身体を草木のように世話することが一種の楽しみとなれば、それは素晴らしいことです。

よい腸を育てる

私は最近、草木を育てるように自分の腸を育てています。「腸内環境が大事だ」と聞い

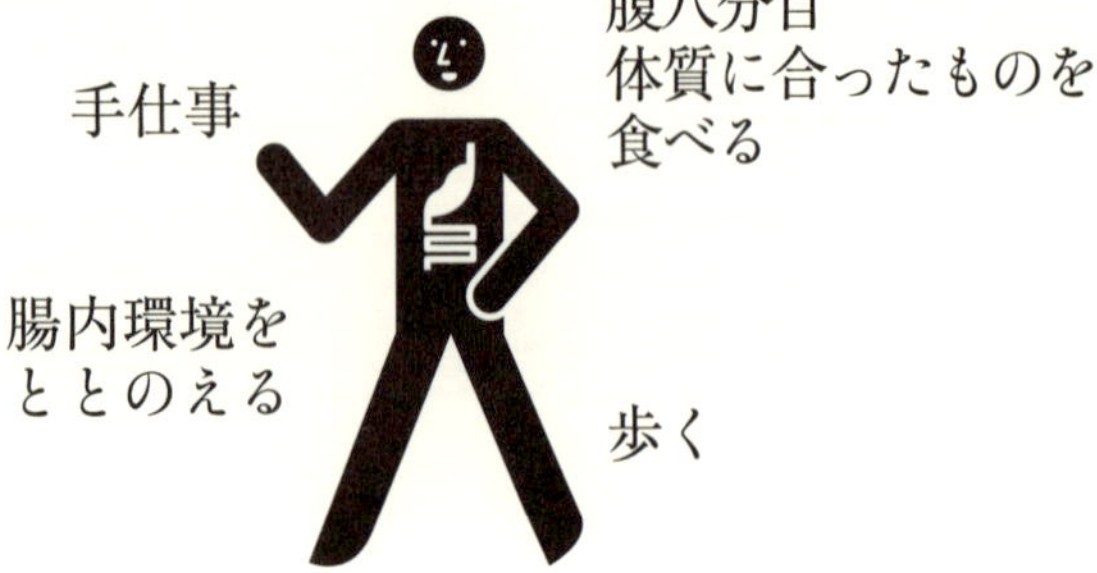

自分の身体をガーデニングする

て、「じゃあ、腸内ガーデニングだ」とその気になりました。よい菌がいれば体調がよくなり風邪もひかず、悪い菌が溜まると体調が悪くなる。腸は、免疫を司る重要な器官なのです。

「腸内ガーデニング」ですが、発酵食品や乳酸菌をいろいろ試しています。最近はヨーグルト売り場に行くと、LG21やR-1、シロタ株など、さまざまな菌の名前が見られます。それらを二週間ほど続けると効果が表れる。バナナみたいな便が出るとよい、という指標もあるので、腸の世話をするという発想が生まれました。毎日水をやるように、菌を少しずつ補給して、楽しみながら自分に合うものは何かを絞り込んでいるところです。

ヨーグルトのほかに、毎朝沖縄のシークワーサーを飲むようになってからは、風邪をひきにくくなりました。自分の身体に合うもので「これは効く」と思うものを少しずつ取り入れるのがよいでしょう。

◎齋藤孝の「今日からできる養生法」

腸によい菌を増やすために、発酵食品を毎日食べよう。

8 「できる」「できない」を把握する

> **養生の道は、たのむを戒しむ。わが身のつよきをたのみ、わかきをたのみ、病の少《すこし》いゆるをたのむ。是《これ》皆わざはひの本也。**
> （巻第二の7）

過信は禁物

「たのむ」とは、自信過剰という意味。自分の身体を「大丈夫、大丈夫」と思いすぎてしまうことです。特に体力のある男性は、「まだ若い、自分は強い」と過信しがちなので、その心を戒めなければなりません。

自分は丈夫だと思い込んでいる人が、突然倒れることはよくあります。私自身も同年代の人に比べると見た目も若く、年をとるのが遅いと思い込んでいました。かつては運動部

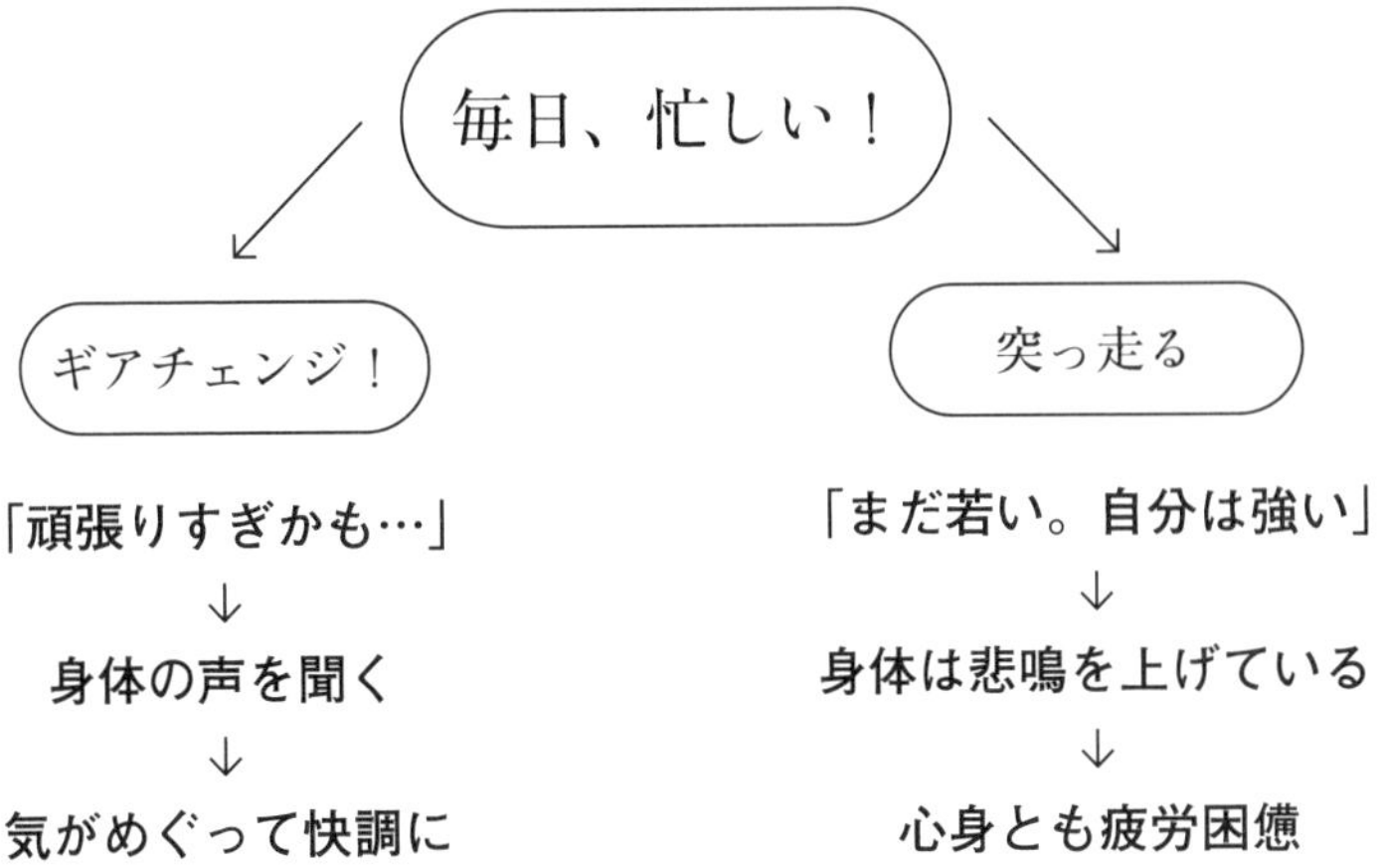

に所属し、その後もずっと運動を続けていました。しかし、あるときから運動不足に陥って過労になっていたことに気づきませんでした。昔運動していたころのイメージが強く、病気も入院もしたことがなかったので、健康に疑いを持ったことがなかったのです。

その一方で、自分は根っからタフなタイプだとも思ってはいませんでした。小さいころから青白かったので、どちらかといえば弱かったのだと思います。ただ、私は運動が好きでした。そのため、健康と運動能力を勘違いしていたのです。

運動能力が高いことと、長生きする能力は、まったく別ものです。運動を長くしている人は、それをやめたときに急に太り出したり、かえってバランスを崩すことがよくあります。むしろ運動がそれほど得意でなかった人のほうが、ある年齢からゴルフを始めてよく歩いたり、山登りを続けたりして健康が維持できるのです。

四十歳くらいを境に、私はひどく忙しくなりました。大学での仕事のほか、取材を受けたりテレビに出演したり、年間の出版点数が五十冊以上になった年もありました。これはどう考えても異常事態です。それをやりながら夜遅くまで騒いで飲んだ日に、倒れてしまいました。生まれて初めての入院です。そのとき、人間の身体は壊れるものだと初めて気づきました。そこまできて初めて気づくなんてどうかしていますが、それが正直な気持ちでした。

四十歳を過ぎたらギアチェンジ

二十代や三十代では大丈夫だったことが、四十代や五十代ではできなくなる。しかし、仕事はそれに対する責任感もあるし、生きていくモチベーションにもなっています。仕事が生きがいになると、自分のできる度合いを超えて、次々にスケジュールを埋めてしまう。ワーカホリック状態になってしまうことがあるのです。これは、根が怠け者の人でもなることがあるので要注意です。

私自身も怠けたい気持ちは強いほうでしたが、人から期待されたり、自分ができると思うとまたやりたくなるのです。当時は飛ばしに飛ばして、「人生加速するしかない」という気分で生きていました。エネルギーは出せば出すほど、また湧いてくると思っていたのです。確かにそういう面もありますが、それは年齢と程度にもよるでしょう。

それに、当時の私は「極端がいい」と思い込んでいました。極端を徹底しないと、突き抜けることができない、一流にはなれないと思っていたのです。一流の人には、クセとか偏りがあると思い込んでいました。イチローが同じ牛タン屋でずっと同じものを食べたと聞くと、極端を通すところに一流への道があるのだと勝手に「我が意を得たり」と思い、極端なまでに仕事をしていました。

ところが、そういう極端さが似合う年齢と、そうでない年齢があります。私の本が売れたのは、四十一歳のときでした。体力が下り坂のときに風が吹きました。「よっしゃ、これから働くぞ!」という時期がもう十年早ければよかったのですが、少々遅かったのです。人は本来、四十歳くらいで自分の身体をかえりみて、一旦ギアチェンジをしなければなりません。

四十代半ばのある日、私は寝たのが三時なのに、朝のテレビに出演するため五時に起き、八時から番組に出て、地方に講演会に行って、東京に戻って大学で授業をして、本の原稿を書いてからトークショーに出て、その後飲んだ夜中に、倒れてしまいました。

今でも当時の手帳を見ると、ぞっとします。倒れたあとは仕事のペースをコントロールし、週の前半がきつければ後半はゆるくするなどバランスをとるようになりました。

休んでみるとわかるのですが、たいていの仕事には代わりになる人がいます。自分がいなくなったらだめだと思いがちですが、たいがいのことは滞りなく進みます。ですから、その気持ちが強すぎて身体を壊してしまう前に、自分を過信せず、バランスをとることが必要です。

◎齋藤孝の「今日からできる養生法」

四十歳になったら、仕事と身体のバランスをとろう。

9 何事もほどほどが肝心

> 恣《ほしいまま》の一字をさりて、忍《にん》の一字を守るべし。（巻第一の10）

依存症にならないために

「恣」とは「ほしいまま」、「忍」とは「節制」。欲に任せることなく自分をコントロールしなさい、という教えです。

益軒はよく「嗜欲《しよく》」という言葉を使います。嗜欲というのは、耳が音を聞き、目が物を見、口が物を食べ、身体が色を好むこと。人間の身体の各部分の欲望です。特に「飲み食いの欲」や「色欲」は、貪ってはいけないと言います。

「嗜癖《しへき》」という言葉があります。英語ではaddiction（アディクション）、「特に好む」という意味ですが、タバコやアルコールや薬物をほしいままに求めてしまい、それが切れると禁断症状が起きてしまうことを指します。この意味を広げていくと、買い物がやめられない人、ギャンブルがやめられない人、セックス依存症なども含まれます。

それ自体は悪いことではないしストレス解消になるので、自分でコントロールできる範囲なら問題ありません。しかし、常に過剰摂取していたり、やめるとイライラしたり、憑りつかれたようになったときには問題です。今は、さまざまな欲望を満たすものがあるので、ほしいままにアディクションに陥りやすい時代です。

アメリカのドラマなどを見ていると、嗜癖のある人同士が集まって話をしているシーンがよくあります。特にアルコールに関しては依存症の会がいくつもあり、同じ悩みを共有し合うことで救われていく。日本でも、最近はこのような治療ができる組織が増えてきました。

アディクションの悩みは、その悩みを持たない人に相談しても、理解できません。アルコール依存について、相談した相手が酒嫌いの人なら「やめればいいでしょ」で終わってしまいます。しかし、アルコール依存症で苦しんでいる人だけが集まって体験を語り合うと、痛みを分かち合うことが心のケアになり、飲酒をやめていけるのです。悩んでいる人は、このような場所に一度参加してみるとよいと思います。

仕事はやりすぎるくらいがいい

矛盾するようですが、私は仕事に関しては「やりすぎるくらいがいい」と考えています。養生とは対極の考えですが、現代社会ではスピード感を持ってやりすぎるくらい仕事をし

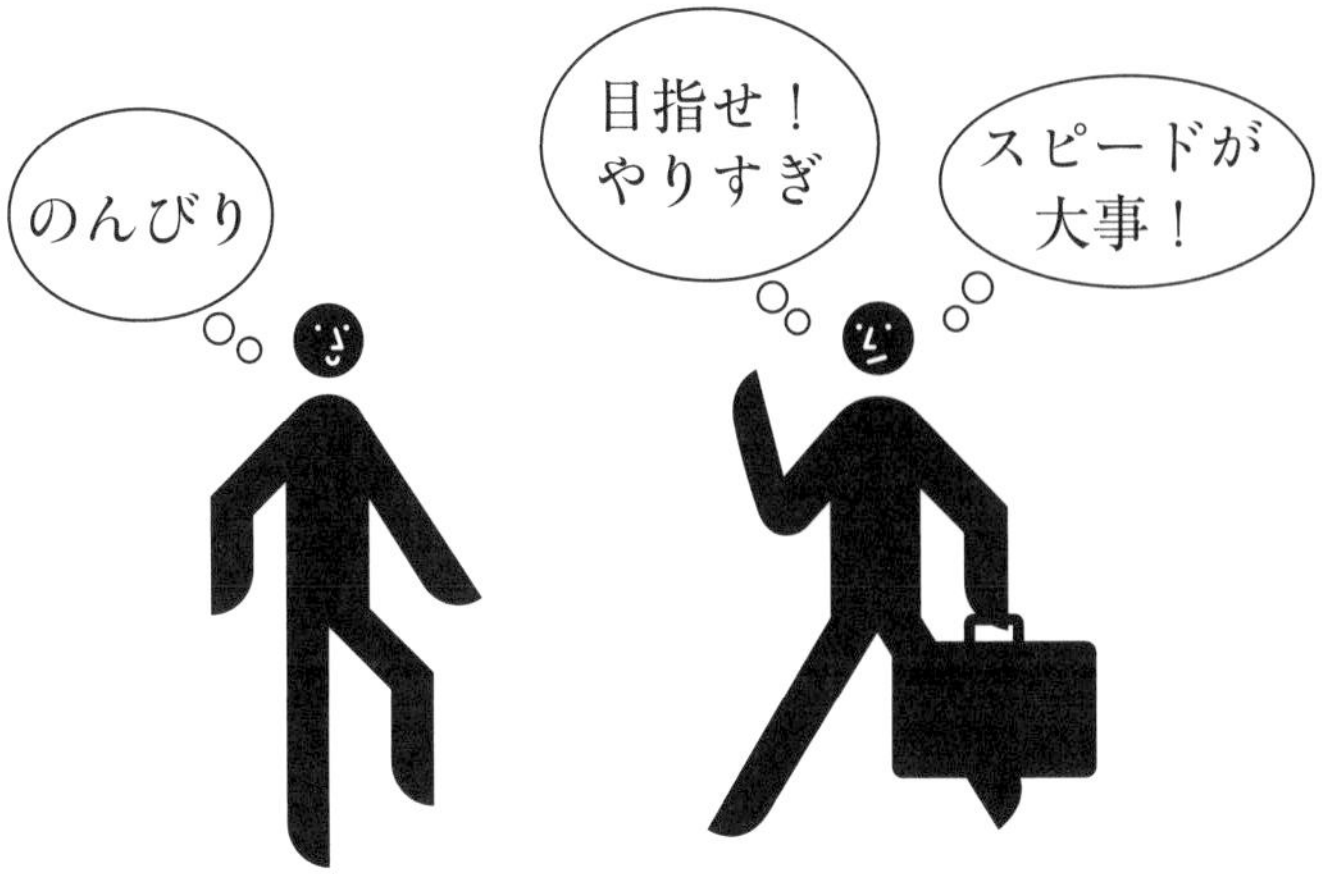

仕事以外はほどほどに、仕事は本気で！

ないと、成功はできません。

数年前、ある本を作ったとき、デザイナーの寄藤文平さんにイラストを依頼しました。編集者が寄藤さんの所に行くと、五十もの候補がすでにできていました。さまざまな色や題材でイラストを描き、しかし「私はこれがいいと思う」と、その中の一点を御自分で決められていたそうです。やりすぎのようですが、本当のプロだと思いました。彼は売れっ子なので膨大な量の仕事をしているはずですが、それにもかかわらず非常に丁寧です。一流の人は、量をこなしながらもクオリティーは落とさないのだと感心しました。

プロの仕事は、やりすぎて初めて自分のスタイルができます。今は日本全体が、やりすぎない方向へと向かっていますが、それはどうかと思うのです。ウォークマンを開発したときのソニーや、ある時期のホンダの社員は、やりすぎていたはずです。ほどほどではすごいものは生まれない。その思いが企業のエネルギーとなっていました。

「つい工夫をしすぎた」とか「そこまでやらなくてもいいのにやった」というのが日本の職人の世界にはありました。やりすぎたからこそクオリティーの高い商品が生まれ、メイドインジャパンが世界ブランドになっていったのです。

現在は週休二日が当たり前になりましたが、単位時間当たりの仕事量は、パソコンの導入や人員削減によって、増えています。手紙のやりとりがメールになって、かつての二〜三倍の仕事をひとりが抱えています。仕事のスピードは増しています。そのスピードを、ときどきゆるめることが、バランスとしての養生だと思います。

仕事の途中や終わったあとに、『養生訓』的な行動を取り入れてみましょう。トイレに入ったらゆっくりと呼吸をする。コーヒーブレイクのときは、仕事から頭を切り離して身体を動かす。厄介なことが起きたときほど笑いながら話す——。『養生訓』的生き方は百パーセントである必要はなく、合間にはさんでいくと、ちょうどいいのです。

◎齋藤孝の「今日からできる養生法」

仕事に集中したあとは、ゆったりした呼吸と運動でリラックスしよう。

10 脳の快感に溺れるな

一時の慾をこらへずして病を生じ、百年の身をあやまる。愚なるかな。（略）恣《ほしいまま》なると忍ぶとは、是《これ》寿《いのちながき》と夭《いのちみじかき》とのわかるゝ所也。（巻第二の10）

自分の身体の声を聞く

一時的な欲望を抑えることができないで、病気になって、百年も生きられる身体を壊すのは、バカげたことだ。欲のおもむくままにするか、それを抑えるかは、長命と短命との分かれ道になるのである――。

四十代で倒れる少し前、私はクラクラ目まいがしていました。時折、文字が揺らいで読めない状態で、明らかにおかしかったのです。休まなければいけないのに、それまでと変わらずものすごい量の本を読み、しゃべり続けていました。仕事への責任感もありましたが、ある意味で「欲のおもむくまま」だったと言えます。身体から信号が出ていたのに、ペースを抑えることができなかったからです。

身体の内側の声を聞けるかどうかは、長生きをする上でとても大事なことです。動物はそれが上手で、あるときはやたらにキャベツばかり食べるのに、翌日になるともう食べない、ということがあります。必要なものを必要な分だけ摂取するのは、彼らが身体の内側の声を聞いている証拠です。

ティモシー・ガルウェイという人が書いた『インナーゲーム』『インナーテニス』（後藤新弥訳／日刊スポーツ出版社）という本があります。ヨガの発想をスポーツ心理学に応用しているのですが、その人も「体重を制限するより、身体の内側の声をしっかり聞くようにしなさい」と記しています。

「本当に食べたいか？」と身体に問いかけてみると、実はそうではないことが多いのです。それでも食べたいと思うのは、脳だけが欲しているときです。もうおなかはいっぱいなのに、目の前においしそうなものがある。体重だって百キロを超えて身体が悲鳴を上げているのに、まだ食べる……。こんな人は、脳の快感と身体が欲していることが完全に乖離しています。たまにはごちそうを心ゆくまで食べてもいいと思いますが、欲するままに食べ続けていると、身体が壊れてしまいます。

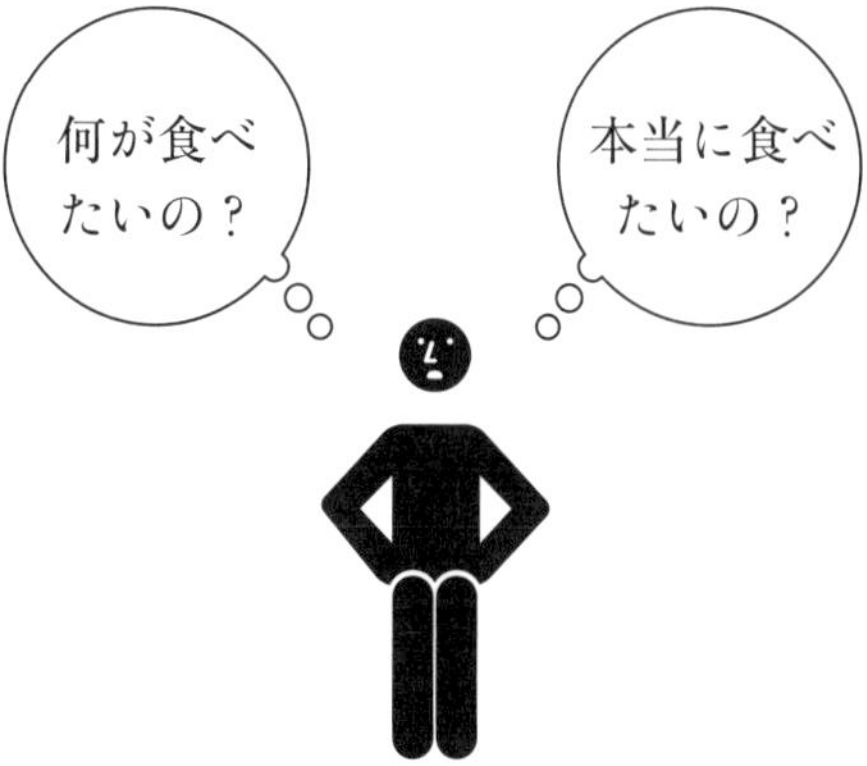

セレクトする形で自分に問えば、欲しているかどうかわかる

わかりやすい指標を持つ

「恣なると忍ぶとは、是寿と夭とのわかる、所也」という言葉には、脳の快感に溺れるな、というメッセージも含まれています。おいしいからといってやたらと食べすぎてはいけません。江戸時代でさえこのように益軒が言ったのです。まして現代は、誘惑がものすごく多い時代。脳と全身のバランスを自分でとっていく必要があります。そのためには、身体からのメッセージに耳をすますことです。

ただし、いきなり「身体からのメッセージを感じてみましょう」と言っても、習慣になっていない人には難しいものです。そんなときは何か指標があるといい。たとえば脈拍を測ってドキドキしていないか、首筋を触ったら固くなっていないか、あるいは便通がよいか、自分なりの指標を持つことが大切です。

血糖値や血圧を自分で測定したり、体脂肪や骨密度がわかる体重計に毎日乗ることも指標となります。それを知った上で、自分に必要な食べものをセレクトするといいのです。

たとえば、歩くことに慣れている人は、何日か歩かないと足のほうが「歩かせてくれ」と訴えてきます。犬だって、毎日散歩しないとイライラしてきます。身体が本来欲していることを感じ、全身がバランスよく満たされるように、食べものや運動の在り方を考えていくとよいと思います。

◎齋藤孝の「今日からできる養生法」

何が食べたいのか、毎日身体に聞いてみよう。

コラム

森の恵みを失うと……

森林は、よい気を生み出す存在であり、たくさんの生物を育む場所であり、人間にとっても計り知れない恵みを与えてくれます。そのため、森林伐採がいきすぎると、大変なことになります。

たとえばイースター島には、悲しい歴史があります。モアイ像を造るためにたくさんの部族が競い始めてしまったときのこと。本来は信仰のためのモアイ像造りだったのに、競争が激しくなり、モアイ像を運ぶための木が大量伐採され、あっという間に森林が失われてしまいました。イースター島は不毛の土地になり、飢えた人々が人肉まで食べるという悲しい末路をたどったのです。

この話には、人間は植物によって生かされ、森によって生かされているという大切なメッセージがあります。

第二章　飲食の心得——何をどう食べるか

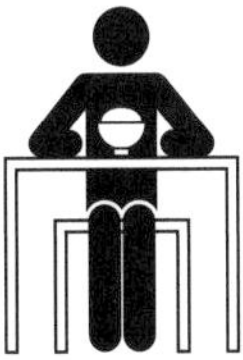

11　バランスのとれた食べ方で健康は決まる

五味偏勝《へんしょう》とは一味を多く食過《くいすご》すを云《いう》。（略）
五味をそなへて、少《すこし》づゝ食へば病生ぜず。
諸肉《しょにく》も諸菜《しょさい》も同じ物をつゞけて食すれば、滞《とどこお》りて害あり。（巻第三の9）

ちょっとずつ種類をたくさん

五味偏勝とは、「甘いもの」「塩辛いもの」「苦いもの」「辛いもの」「酸っぱいもの」のどれかひとつを食べすぎること。どれであっても、同じ味のものばかり食べすぎるのはよくありません。

甘いものを食べすぎるとおなかが張り、塩辛いものを食べすぎると血がかわき、苦いものを食べすぎると脾胃《ひい》の生気を損ね、辛いものを食べすぎると気がのぼって少なくなり、酸っぱいものを食べすぎると気が縮まってしまいます。これらを少しずつ散らし、バランスよく食べることが必要です。

今は学校で食育指導があり、一日の食生活のバランスを考える教育が行われています。この背景には、朝ごはんを食べずに学校に来る子が増えているという現実があります。朝食抜きの子は、午前中の集中力が続きにくい。一概には言えませんが、朝食をちゃんと食べて来た子のほうが、集中力は続きます。また、食べていたとしても、菓子パンやスナック菓子をかじるだけの子も多くいます。ひとりで食べる「孤食」で、バランスが欠けてしまっているのです。

ひとつのものでおなかをいっぱいにすることは、偏りや滞りの原因となります。それよりもさまざまなものをバランスよく食べたほうがいい。「ちょっとずつ種類をたくさん」食べるのがよい食べ方です。

私は最近、新幹線に乗るとき「幕の内弁当」を買うようになりました。以前は一品もののほうがパワーが出る気がして「焼肉弁当」を好んでいました。「ガツンと肉の入ってない弁当なんか食べられるか」と思っていたのです。しかし最近になってようやく、幕の内弁当のよさに気づきました。あるテレビ番組で、東京駅の駅弁ランキングの一位が幕の内弁当であることを知り、手のこんだものが少しずつ、たくさんの種類が入っているのを見て、その手間のかけ方と健康への配慮に感銘を受けました。

幕の内弁当は、歌舞伎の幕間に食べるものとして発案されましたが、江戸時代にたくさんの品数を詰め込むことは大変な工夫だったでしょう。それが芝居とセットになっていたのは素晴らしいことです。現代に生きる私たちは贅沢に慣れているので、幕の内弁当くらいではピンときませんが、ちょっとずついろいろなものが食べられる豪華なお弁当として、見直してみてください。

野菜を先に食べよう

たくさんの種類を食べられるという点では、バイキングも同じよさがあります。しかし、この場合はどうしても自分の好きなもののほうに行ってしまいます。私自身も、どちらかというと「野菜よりも肉！」といきがちなので、食べ方に注意するようにしています。

どうするかというと、順番を決めるのです。肉より先に野菜を食べます。レストランに行くとサラダが先に出てくることが多くありますが、そんなイメージで野菜を先に食べる。野菜である程度の空腹を満たすと、その後のコントロールがしやすくなります。あとは、まんべんなくさまざまなものに手を伸ばして循環させる。いろいろな味のものを回していく。食べる順番は意外に大切です。

江戸時代にはたんぱく質やビタミンなどの栄養素が、細かく解明されていませんでした。脚気《かっけ》が流行った時代にはビタミンB1の欠乏が原因であるとわからず、明治時代に陸軍医だった森鷗外もそのことを見過ごしました。ビタミンが含まれる麦を食べれば治ったのに、

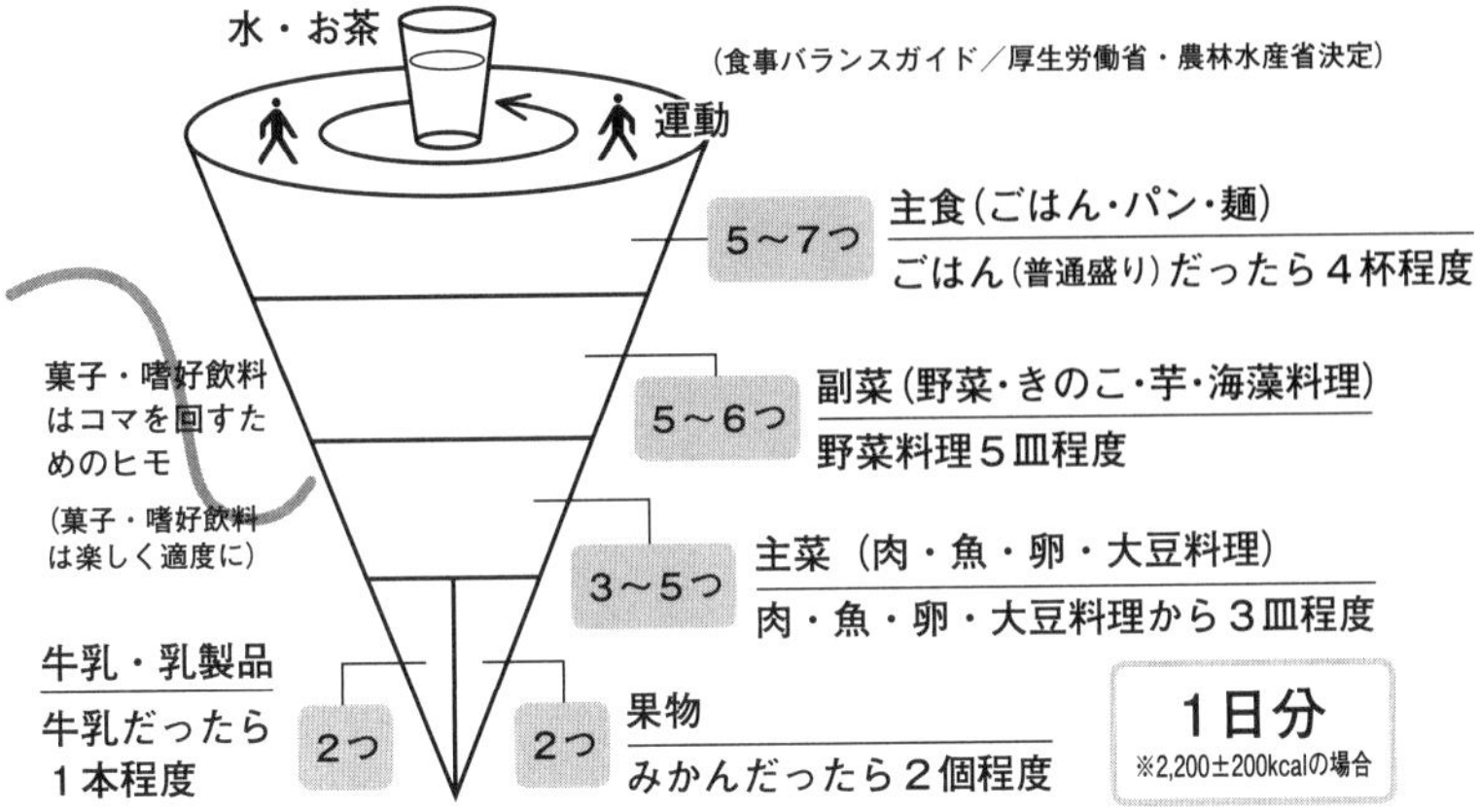

(食事バランスガイド／厚生労働省・農林水産省決定)

バランスよく、おいしく食べよう

鷗外は米食を推奨したため、逆に患者数が拡大してしまったのです。

もしかすると米だけでなく「麦も大豆も食べよう」というふうに指導していたら、何かの栄養素が助けてくれたかもしれません。栄養の知識は細かくわかっていなくても、全体としてバランスよく食べることによって、ビタミンが欠乏した状態を防げたでしょう。現代であっても解明されていないことは多いので、食べる種類を増やすこと（量を増やすこと、ではない）は、どこかで身体の助けになるはずです。

ひとつの食品だけをとるダイエット法がたびたび流行しますが、「こんにゃくだけ」「バナナだけ」「リンゴだけ」という食べ方は必ず失敗します。

私も実は、納豆ダイエットをやって失敗し

た口です。納豆は身体にいいし、痩せられると思ったので、納豆だけを二、三日食べ続けましたが、すっかり気持ち悪くなりました。食べすぎて気分が悪く、しばらく納豆は苦手になりました。納豆は悪くないのに……。極端に走るのは、やはりいけません。

◎齋藤孝の「今日からできる養生法」

駅弁に迷ったときは、幕の内弁当にしよう。

12 〝ついで歩き〟が身を助ける

凡《およそ》養生の道は、内慾をこらゆるを以《もって》本とす。（略）時々身をうごかして、気をめぐらすべし。ことに食後には、必《かならず》数百歩、歩行すべし。（巻第一の5）

食べてすぐに寝ると牛になる！

養生の基本は、内なる欲を我慢することにあります。

「飲食はほどほどにして過食をせず、脾臓や胃を傷つけて病気を誘発するものを食べないこと。また、色欲を慎み、精力をたくわえ、正しく睡眠をとり、長時間眠ることや座ることを避け、ほどよく運動をして気をめぐらせること」。

これらは『養生訓』の中に繰り返し登場する大事な話ですが、その中でも実行しやすいのが「食後には、必数百歩、歩行すべし」です。

私も『養生訓』を読んでから、「食後の数百歩」を意識するようになりました。毎日のように実行してみると、体調がよくなってきたのです。ちゃんと意識を持っていないと、なかなか毎食後に歩くことはできません。でも、たとえばランチに出かけたら、すぐに職場には戻らずに、ぐるっと周囲を歩いてみる。数百歩なので五分から十分という感じです。たったそれだけですが、体が軽くなっていきます。

将棋棋士の羽生善治さんは、将棋会館で対局をしているとき一時間の昼休みがあるそうですが、近くの店に行くより歩いて遠くまで食事に行くと言っていました。そしてまた歩いて帰る。超頭脳労働者の羽生さんですが、この昼休みが運動になると同時に、大きな気分転換になるそうです。

「食べてすぐに寝ると牛になる」と昔の人はよく言いましたが、こんな言葉も長い年月に培われた日本人の知恵でしょう。食後に歩くことは、食べものが消化していくのを自然に助けてくれる。益軒の言葉を頭にインプットすると、行動が変わりやすくなります。

夜、食べすぎたり飲みすぎたりしたときにも、歩いて腹ごなしをするのはおすすめです。食事のあとすぐに電車やタクシーに乗るのをやめ、十分くらい歩いたあとに乗るようにする。家での食事のあとは、そのままテレビを見たり横になったりしがちですが、家族連れだって町内をひとめぐりしてくる。また、家庭の主婦なら、いつもは夕方に行っていた買いものを、昼食のあとにしてみてはどうでしょうか。

食べたら歩く！

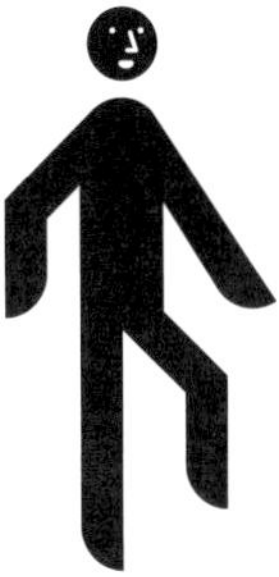

食後の数百歩で、身体を循環させる

私は犬を飼っているので、犬をお供にというか、犬のお供をさせてもらって歩きます。犬と一緒に家の周囲を歩くとちょうど数百歩。あまり長い時間になると出かけるのが億劫になるし続かないので、さっと行ってさっと戻ってきます。犬は散歩したがる動物なので、毎食後の散歩は、犬にとっても人間にとってもよい健康法です。

身体は「滞り」が起きると病が生じるので、常に循環させていくこと。食後すぐに座ったり昼寝をしたりせず、気をめぐらせるイメージで歩きましょう。

◎齋藤孝の「今日からできる養生法」

食事のあとは、五〜十分ほど歩こう。

13　健康のもとは腹八分目

酒は微酔《びすい》にのみ、半酣《はんかん》をかぎりとすべし。
食は半飽《はんぽう》に食ひて、十分にみつべからず。
酒食ともに限《かぎり》を定めて、節にこゆべからず。
（巻第一の9）

食べすぎるな、飲みすぎるな

酒食共に限りを定めること。自分で一定量を決めなさいという教えです。「腹八分目」とは、今もよく言われる健康法ですが、ここに書かれている「半飽」という言葉が、腹八分目の原点となっています。

自分の食や酒の「限り」を定めてみましょう。いつも食べすぎてしまう人はお茶碗を小さめにしたり、おかわりはしないと決めてみます。私の実家は「白米信仰」のようなものがあり、ごはんがないと落ちつかないのですが、炭水化物を食べすぎるとどうしても太り

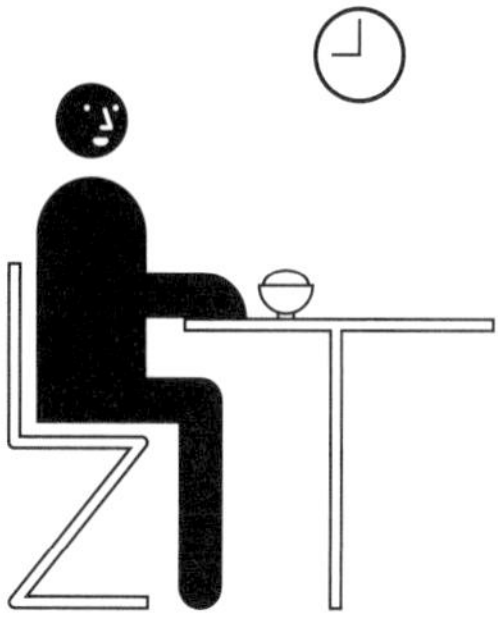

時間を決めると、食べ方も量もコントロールできる

ます。そのため、ごはんの量を一定に抑えることにしています。

また、夜の九時を過ぎたら炭水化物は食べないようにする。食べすぎるなというメッセージは漠然として心に響きにくいのですが、時間を決め、炭水化物の量をコントロールしたところ、翌日からの体調がよくなりました。

ここ十年以上、長寿日本一はずっと女性だったのですが、少し前に木村次郎右衛門さんという京都府在住の男性が一位になりました。木村さんは世界の男性最高齢でもあります。現在百十五歳で、御本人は百二十歳を目指していると語っています。

百十四歳になったとき「健康の秘訣は?」とインタビューされて「腹八分目」と答えていました。また、彼は「食細くして命永かれ」という言葉をモットーとして挙げています。世界最高齢の男性が言うのだから、本当なのだろうと納得しました。益軒が江戸時代に語ったことが、実証されているということです。

現代の日本人は常に「食べすぎ」状態になっていますが、そもそも人間の長い歴史は、飢えとの闘いでした。何万年もの間ずっと飢えてきて、ごく最近までそれが続いてきたのです。数十年前に、突如として飽食の時代がやって来ました。そのため、人の身体は食べすぎの状態に慣れていないのです。飢えない暮らしはありがたいことですが、食べすぎが身体によいわけがありません。

私にも苦い思い出があります。私の場合は、飲むと顔が青ざめてくる。よくしゃべるようになるのですが、今思えば気分が悪くなることのほうが多くありました。しかし人と一緒に飲んでいると、気持ちが舞い上がってくるのです。そうしてひと晩中飲んで騒いで、ということを若いときだけでなく、四十歳を過ぎても繰り返し、あとで必ず体調を崩していました。お酒に強くない体質だということは、気がつかなかったのです。

益軒がもし現代人の食べすぎや飲みすぎを見たら、なんと言うでしょうか。ものすごい量の肉を食べ、ケーキの食べ放題に行き、この世のことではないようなありさまになっている。江戸時代にさえ「半飽《はんぼう》に」と言った益軒ですから、あり得ないと目を丸くし、私たちを叱責するのではないかと思います。

食後は手足を動かし、さする

ところで、なぜ益軒の『養生訓』が信頼され読み継がれてきたかというと、彼が和漢の書を集め研究してきた医学者だからです。また益軒は生来病弱だったため、『養生訓』に書かれた内容を自ら実践しながら研究し、八十四歳まで長生きしました。『養生訓』は、その長命の実績に基づいて書かれた書です。当時の八十四歳は、今の感覚で言えば百歳は超えているでしょう。つまり、現代の日野原重明先生のような存在だったと言えます。

益軒は、食べたあとには「ときどき導引をしなさい」とも言いました。「導引」とは気をめぐらす術のひとつで、たとえばおなかや腰をなでさする方法です。現代人はあまりしませんが、食後におなかや腰をさすると血が通い始め、温まって消化を促すのです。また、「さする」という行為そのものが、精神の安定をもたらします。自分でさするのもよいのですが、人にさすってもらうとさらに心が安定します。

私は本当に疲れたとき、オイルマッサージに行くことにしています。よい香りの中で全身をさすってもらうと確実にリラックスでき、元気を取り戻せます。

◎齋藤孝の「今日からできる養生法」

酒も食も、とりすぎないよう時間と量を決めよう。

14　その食には生気があるか

諸《もろもろ》の食物、皆あたらしき生気ある物をくらふべし。（巻第三の31）

朝の果物は「金」

人間は、植物の命や魚の命や動物の命をいただきながら生きています。それらの命を新鮮なうちにいただくと、自分の命も元気でいられます。反対に古くなった食べものは、身体の循環を滞らせ、気をふさいでしまうのです。

腸の研究をしている医師の新谷弘実さんは、人の身体は「体内酵素の維持と活性化が重要」だと述べています。体内には酵素があり、それを壊さないような食生活をすれば健康でいられるというのです。特に新鮮な果物には酵素がたくさん含まれるため、腸がよい状態で保たれる。「朝の果物は金」で、朝早く果物を食べることは最善の方法だそうです。

私も新谷さんの『病気にならない生き方』（サンマーク文庫）などを読み、朝に果物や果汁を採る生活を心がけていますが、身体が以前よりもずいぶん軽くなった気がします

（詳しくは第四章の31〝自分の身体に合った朝の行動パターンを決める〟参照）。

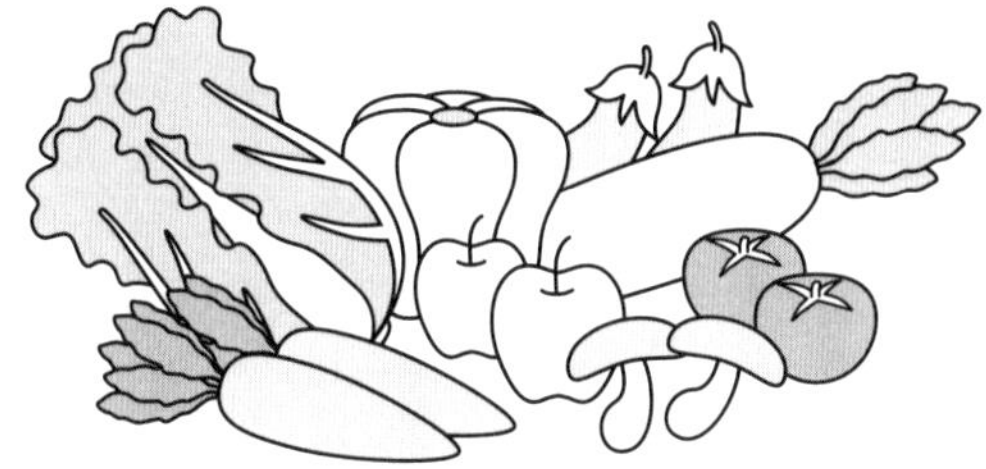

新鮮なもの、生気のあるものを食べよう

スナック菓子には生気がない

朝摘み野菜やフルーツ、水揚げされたばかりの魚など、スーパーには収穫したてを謳うピチピチの生鮮食品が並んでいます。新しい食品は、やはり生気が満ちているので人気があります。それを食べると、身体も新鮮な循環で回っていくように感じます。それに比べ、スナック菓子には生気がありません。ポテトチップスや袋入りの菓子パンは、たまに食べるのならよいのですが、こればかり食べていると健康な身体を保てません。

また、古い食品といっても、漬物などの発酵食品には、時間がたってからおいしくなっていくものがあります。新しいものばかりがよいというふうにも言いきれません。その食品に、生気があるかどうかをチェックできる目が必要です。

お刺身などは、一瞬にして生気が失われていきます。おいしい中トロであったとしても、テーブルに出されて三～四時間もたつと、もう食べることはできません。お寿司屋さんは新鮮さが命。魚の生気と勝負する仕事です。

◎齋藤孝の「今日からできる養生法」

できるだけ新鮮な、野菜やフルーツを食べよう。

15　味覚も中庸が肝心

飲食十分に満足するは禍《わざわい》の基《もと》なり。（略）
楽《たのしみ》の極まれるは悲《かなしみ》の基なり。（巻第三の24）

幸せすぎる不幸せ

「制限なく、欲望のおもむくままに食べると不幸になる。楽しみの絶頂は悲劇のもとになることが多い」と益軒は言います。

おいしいものを食べるのは幸せなことですが、おいしいものばかり食べ慣れると、少し味の落ちるものが食べにくくなる悲劇があります。同じように、小さいころから贅沢をすると、味の違いがわかるようになる不幸がある。不幸というと語弊があるかもしれませんが、食べものというのは、それなりにランクがあるものだからです。

たとえば「回転寿司で十分」と思っている人と、「カウンターで握ってもらう高級寿司でないと嫌」と思う人がいる。どちらが幸せなのか、突き詰めるとわからなくなります。

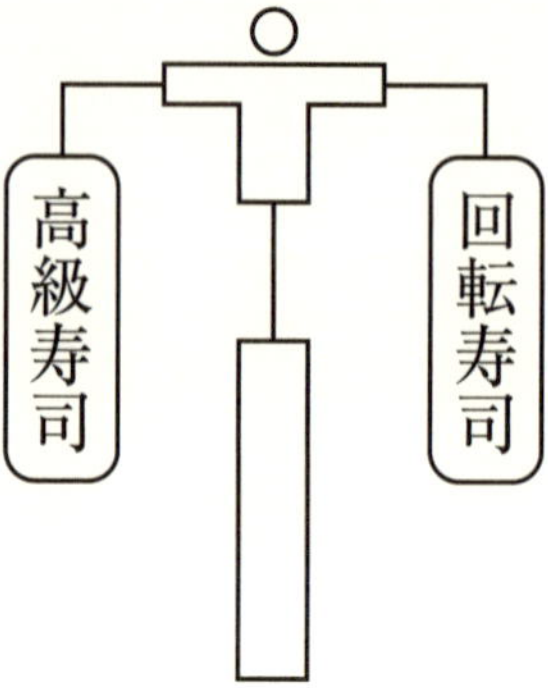

それぞれの楽しさ、おいしさを味わおう

莫大なお金を持っているのなら、カウンターの高級寿司のほうがおいしいに決まっていますが、回転寿司がだめだと思うのは、幸せではない気がします。おいしいものを求め続けていくと、必然的に値が張ります。しかし、回転寿司には回転寿司の楽しさやおいしさがある。それを味わえないのは、人生を少し損しているように思うのです。

「このあたりで十分満足」というラインを自分で持つことが、ひとつの見識となります。ラーメンの食べ歩きなどをやっている人は、健康によいかどうかはともかく、結構平和です。ラーメンは、どんなに高級でも値段に限界があるからです。

私は餃子ならなんでもおいしく食べられるのですが、それは「まずい餃子なし」という信念があるからです。餃子は大好きなので、どんなものでもオーケー。この低めの基準が、幸せを感じられるポイントだと思います。

グルメといえば、『ザガットサーベイ』や『ミシュランガイド』など、ホテルやレストランなどがランクづけされた本がよく売れていますが、登場するのは値の張る店がほとんどです。これだけ東京に高級店が多いのは、お客さんがいるからでしょう。ふだんはほどほどの粗食でいいと思いますが、これはこれで、日本に花開いた食文化を守り通してほしい気持ちもあります。ハレとケを使い分け、それぞれに潤いのある食を、ほどほどに楽しむことができますように。

◎齋藤孝の「今日からできる養生法」

ふだんは粗食、たまに贅沢な食事をしよう。

16　ほどほどに飲めば益多し

酒は天の美禄《びろく》なり。少《すこし》のめば陽気を助け、血気をやはらげ、食気をめぐらし、愁《うれい》を去り、興《きょう》を発して、甚《はなはだ》人に益あり。多くのめば、又よく人を害する事、酒に過《すぎ》たる物なし。（巻第四の44）

飲むとご機嫌になった父

お酒は少し飲むと陽気になり、気がめぐりやすくなります。心配ごとを取り去り、楽しくなって大いに人に利益があります。私の父がまさにそうでした。毎日決まって六時になると、お酒を飲み始めます。そこまではなんとか我慢をしているのですが、その時間からあとは、仕事をするときもテレビを見るときも、ずーっと飲み続けて夜中の一時や二時まで、八時間くらい酒になじんでいました。

ご機嫌　　酔っぱらい

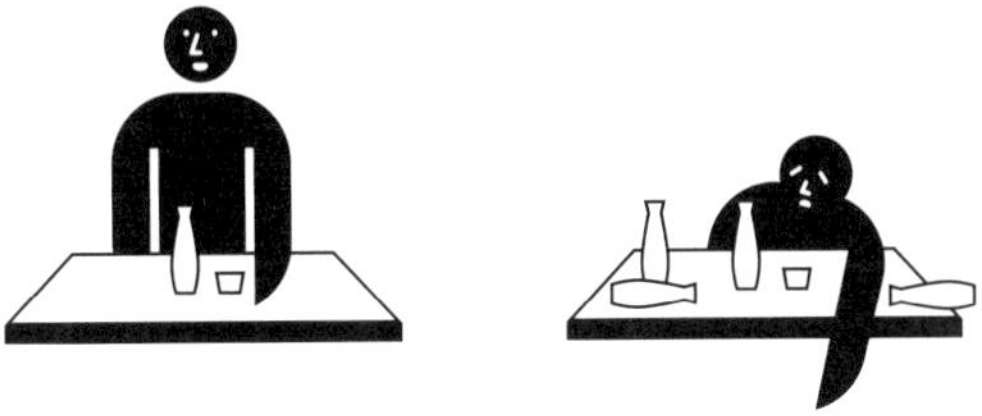

自分にとっての適量を飲めば、楽しく益あり

父は二十歳くらいから酒を飲み始めて八十歳過ぎまで生きたので、六十年以上こんな生活を続けたことになります。サントリーの角瓶を手元に置いて飲みながら、家具のデザインをしたり、経営のことを考えていました。自宅で仕事をしていたので酒を飲みながらでもできたのでしょうが、飲み始めると別人のように血色がよくなって、ご機嫌になったことを思い出します。

日中は土気色でどよんとしても、飲むと突然調子がよくなるのです。私の記憶の中の父親の九十パーセントくらいは、酔っている姿です。酔っているのですが酒癖が悪くないので、問題はまったくありませんでした。しかも長生きをしたので、父にとってお酒とはまさしく天の美禄だったのでしょう。

そんな父を見ていたので、私自身もお酒は

いける口だと思っていました。しかし実は、体質に合わないと気づいたのが、四十五歳のときでした。それ以前は、たくさん飲めるけれど気持ち悪くなったり、飲んでバカ騒ぎをしすぎたり、しばしば「害する」方向に大きく傾いていたのです。「酒は飲みすぎると人を害する。酒ほど人を害するものはない」と、益軒も厳しい言葉を残しています。

福澤諭吉も大酒飲みだった

一方、福澤諭吉も大酒飲みとして知られています。『福翁自伝』にも、酒との関わりについてのユニークな記述が見られます。

「極めて赤面すべき悪癖は、幼少の時から酒を好む一条で、然《し》かも図抜《ずぬ》けの大酒、世間には大酒をしても必ずしも酒が旨いとは思わず、飲んでも飲まなくても宜《い》いと云《い》う人があるが、私は左様《そう》でない。私の口には酒が旨くて多く飲みたいその上に、上等の銘酒を好んで、酒の良否《よしあし》が誠に能《よ》く分る。（略）この賤しむべき男が酒に酔《よっ》て酔狂でもすれば自《みず》から警《いまし》めると云うこともあろうが、大酒の癖に酒の上が決して悪くない。酔えば唯《ただ》大きな声をして饒舌《しゃべ》るばかり（略）。是《こ》れが却《かえっ》て不幸で、本人は宜い気になって、酒とさえ云《い》えば一番先《さ》きに罷出《まかりで》て、人の一倍も二倍も三倍も飲んで天下に敵なしなんて得意がって居たのは、返す〴〵も愧《はず》かしい事である」（『福翁自伝』福澤諭吉／慶応義塾大学出版会）

ずぬけの大酒飲みで、若いころから得意になって飲み続けていた福澤が、「飲んでばかりいては寿命をまっとうすることはかなわぬ」と禁酒を思い立ったのは、三十二、三歳のころでした。それまでは朝昼晩と酒を飲んでいましたが、まずは朝酒をやめ、次に昼酒をやめて、晩酌の量も徐々に減らしていったのです。三十七歳でひどい熱病にかかり、一命をとりとめたとき、医師から次のように言われたと言います。

「是《こ》れが以前のような大酒では迚《とて》も助かる道はないが、幸に今度の全快は近年節酒の賜《たまもの》に相違ない」(前掲書)

それ以来、酒の量はさらに減り、自然に飲みたくても飲めなくなったという福澤。「私のような無法な大酒家」でも酒をやめられたのだから、誰もが節酒も禁酒もできるだろうと記しています。その後も養生に努め、六十六歳で亡くなりました。

酒はうまくたしなめば心をやわらげ、消化もよくして、心配事を取り去ってくれる効果があります。しかし、飲みすぎると人を害するものになる。自分にとっての適量や、どんな飲み方をすればよいかを常に考え、楽しく益のある飲み方を心がけましょう。私は今はおとなしく、一合を目安にしています。

◎齋藤孝の「今日からできる養生法」

限りなく飲み続けるのではなく、自分の適量を決めて飲もう。

17　食事時にマイナスの感情を持ち込むな！

怒《いかり》の後、早く食すべからず。食後、怒るべからず。憂ひて食すべからず。食して憂ふべからず。（巻第四の28）

「いただきます」は怒りと憂いを捨てる儀式

食事の前後で怒ってはいけない。食事の前後に憂いてもいけないというのは、おもしろい教えです。食事というのは非常に大切な神聖な時間。そこにマイナスの感情を持ち込んではだめなのです。

日本人はどちらかというと、怒りよりも憂いに満たされています。しかも多くが取り越し苦労だったりします。心配しても仕方ないものなら、食べるときくらい忘れたほうがいい。このルールを自分に課すと、一日に三回は怒りや憂いを忘れることができます。

気分を変えるために肝心なのは、「いただきます」の挨拶です。合掌すると、気分が安らかになります。食事ができることへの感謝を思い、ここで怒りと憂いをきっぱり忘れま憂いて食すべからず。
食して憂うべからず。

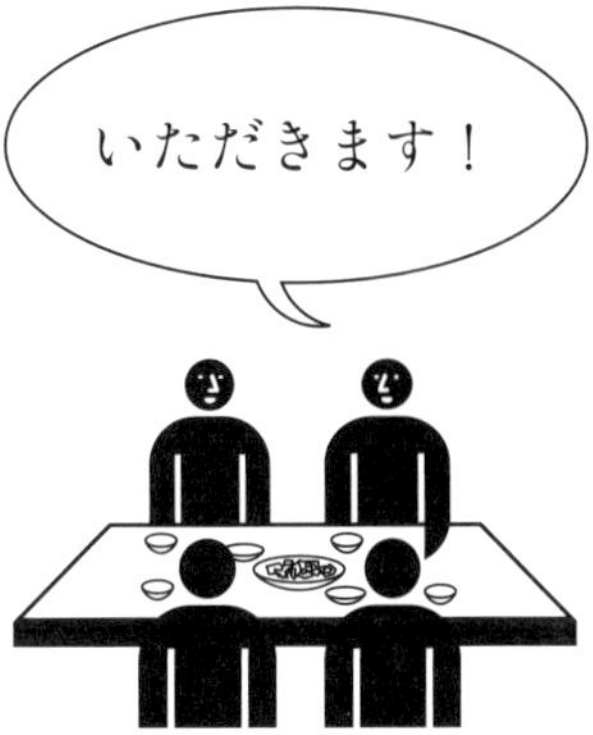

「怒り」と「憂い」のない食事は、心の疲労を軽減する

しょう。食事中は、怒りと憂いは通行止めにする。そう心に誓って、食べている間は悩みを忘れ、明るい話題だけを楽しむように心がけることです。

食事中から食後にかけて、これを続けられるようになると、毎回一時間くらいは怒りや憂いが遮断されます。食事というのは比較的そういうものを追い出しやすい時間です。食べるという行為が人間にとって本質的な欲望を満たすものだからでしょう。何もしていなければ考え続けてしまうところですが、食事で「考えの侵入」を防ぐことができるのです。一日三回、三時間程度排除できれば、それは一日の中でかなりのウエイトを占めます。夜には、お酒を軽く飲んだりお茶を飲んだりしてその時間を引き延ばし、そのまま寝てしまうとよいのです。

おいしく楽しく食べてこそ、栄養になる

食事は単に栄養を摂取する時間ではなく、ひとつのブレイクです。怒りや憂いを休み、考えることを休む時間です。

楽しい考えごとなら、追い出す必要はありません。たとえば新しい企画を考えている時間は楽しいものです。食事をしながら何時間でもあっという間に過ぎていく。私もよく、食事をしながらアイデアを出すということをしますが、楽しくない場合はやってはいけません。

かといって、「食事中は明るい話題でいきましょう」などと頭ごなしに言うと、嫌味に聞こえてしまいます。そんなときは益軒の言葉で言ってみる。

——憂いて食すべからず。食して憂うべからず。

「養生に反するから」と言うと、何となくみんなの心がほぐれ、受け入れてもらえます。この言葉を覚えて、ふだんから使ってみましょう。

意外に思われるかもしれませんが、私は外で食事をすることのほうが圧倒的に少なくて、一年のうち三百日は家族と食事をしています。食事は、家族内情報交換をする時間。食べているときは雰囲気がやわらかくなり、話が川のように流れていきます。流れに乗るからこそ、面倒なことや家族のビジョンに関わるようなことも話しやすくなります。

グチを言い合うのもこの時間です。グチは、憂いとは違って一日の出来事を吐き出して

いくことだと思っています。ひとりで内側に溜め込まず、常に家族間で小さな厄介ごとを吐き出して笑い合うくらいが、バランスとしてはちょうどいいように思うのです。

気分転換の上手な人は、さっきまでさんざん悩んでいたのに、食事が出てきたとたんにあっけらかんとして、「おいしい、おいしい」とニコニコしたりします。しかし、すぐに切り替えができないときもあります。子どものテストの話などで怒ったりすれば、おいしいごはんもおいしくなくなります。

そんなときは、標語のように言い合ってみましょう。

——憂いて食すべからず。食して憂うべからず。

日本中の食卓に、これを標語として貼るとよろしかろうと思います。

◎齋藤孝の「今日からできる養生法」

食事中は、楽しい話題を心がけよう。

18　命への感謝が人をつくる

食する時、五思あり。一には、此食の来る所を思ひやるべし。（巻第三の18）

お百姓さんありがとう

食事をするときには「五思」——五つのことに思いを馳せなければならない、と書かれています。一番目が「この食べものがどこから来たかを考えなさい」という言葉です。これを読んだときに思い出したのが、金子みすゞの「大漁」という詩です。

大漁　　　金子みすゞ

朝焼《あさやけ》小焼《こやけ》だ
大漁だ

大羽鰮《おおばいわし》の
大漁だ。

浜は祭りの
ようだけど
海のなかでは
何万の
鰮のとむらい
するだろう。

（『日本童謡集』岩波文庫）

いわしを人間がいただくとはどういうことか、ストレートに伝わる詩です。私たちは命をいただきながら生きています。また、昔はよく「お百姓さんに申し訳ないから、ひと粒も残さないように」と言われたものでした。お弁当のふたの裏についた米粒まで残さず食べた。「お百姓さん、ありがとう」という気持ちが、日本人の中に浸透していました。

今の食品は外国から輸入されるものも多いかわりに、「私が作りました」という表示つきで生産者がわかる販売方法も増えてきました。安心できる農家と手を結び、お米や野菜を買うシステムも、新しい流通の形として人気が出ています。やはり生産者の顔が見えるやり取りは、安心感につながります。

「五思」とは、このほかに「農民の苦労によって食物が作り出されたことを思う」「自分にはそれほどの才徳がないのに、おいしい食事ができる幸せを思う」「世の中には飢えている人がいるのに、その心配がない幸せを思う」「五穀がとれず、草木の実や根を食べていた大昔のことを思う」というもの。江戸時代の人の食事は朝夕二回でしたが、そのたびに感謝の気持ちを持って食べていたのでしょう。

現代のグルメは、「とびきりおいしいから幸せ」となりますが、『養生訓』に書いてあるのは「ほどほどのものを食べられたら幸せ」ということです。幸せの基準が高くありません。そういう意味で、現代人は豊かすぎて幸せを感じにくくなっていますが、子どもの教育などでこの「五つを思う心」を、伝えられるとよいと思います。

家庭の食環境がその人をつくる

私の両親は戦前の生まれなので、「五思」のような話を自然にしていました。昭和初期には食料事情が厳しい時代があり、その時代を生きた人は何歳になっても食べものを粗末にできません。だから、残すことができなくて太ってしまうという弱点もありました。

ただ、そんな時代をくぐり抜けてきたからか、両親は「好きなものを食べたいだけ食べたらいい」という方針で生きていました。すき焼きに次ぐすき焼きの日もあれば、まぐろ

①食を与えてくれた人に感謝

②食に携わる人々の苦労に思いを馳せる

③才能も徳も立派な行いも功労もないのにおいしいものが食べられる幸せ

④飢えている人もいるのに、十分に食べることができる

⑤五穀がとれないため、昔の人は草木の実や、根を食べて飢えをしのいだことを思う

五思を心に留め、食べられることに感謝

ばかりの日もあり、宴が五時間くらい続くこともありました。白米に対する信仰もあって、どんなおかずでもごはんをたっぷり食べました。

私もそのスタイルを長く引きずっていましたが、年を重ねていくごとに変わり、今は魚と野菜中心の和食になってきています。実は、私の知識は健康情報番組によるものが多く、納豆がいいと聞くと納豆を、ゴマがいいと聞くとゴマを、シナモンがいいと聞くとシナモンを食卓に取り入れました。テレビに踊らされていると言えなくもありませんが、このようなことを繰り返すうち、食事が和食中心の健康的なものに変わっていったのです。というのも、どんな番組も、たいていは「和食の粗食がいい」という話に落ち着くからです。

日本には健康情報があふれていますが、それは悪いことではないと思います。天皇陛下の料

理人だった人は、さまざまな素材を工夫して組み合わせ、品目を多くしていたと言っていました。偏った食事ではなく、品目を増やしたほうがバランスがよいのだと思います。

私の両親は好きなものを食べ続け、二人とも八十歳を超えました。健康に気を使いすぎて我慢するよりも、ストレスが少なくていいのかもしれません。どちらがいいのか結論は出ませんが、私は曜日によって「健康のことは考えないで好きなものを食べる日」と「健康を考える日」を組み合わせてみようかと考えています。食のストレスを溜めないことは、思っているよりも大事です。

食生活には小さいころからの家庭の習慣が刷り込まれます。肥満になりやすいかどうかも、赤ちゃんのときに脂肪細胞の数が決まってしまうという説があります。家の習慣、献立、味つけ、食べる量、ごはんを大事にするか、肉を大事にするかなど、それぞれの家庭によって違うものです。ただ、その中で「五つを思う心」は、ときどきひとつでも思い出して大切にしたいものです。

◎齋藤孝の「今日からできる養生法」

今、食べているものが、どこから来たかを考え感謝しよう。

19　身体を温めれば病は減らせる

凡《すべ》ての食、淡薄《たんぱく》なる物を好むべし。肥濃油膩《ひのうゆに》の物多く食ふべからず。

（巻第三の6）

薄味のもの、淡いものを食べる

薄味のもの、淡いものが、日本人の身体には合います。味が濃くて脂っこいものは避けるべき。生ものや冷えたものや堅いもの、肉もたくさん食べてはいけないと『養生訓』には書かれてあります。

私たちは中国人や韓国人ほど肉食が身体に合いません。日本人は歴史的に見ると、穀物と野菜少々と漬物を食べ続けてきました。動物性脂肪や脂っこいものは、元来口にしないもの。消化酵素などが足りず負担がかかるため、少量にしたほうがよいのです。

歴史的に肉を食べ慣れている欧米人は、大量の肉を食べてもそれなりに消化することができます。インシュリンの出る量も違うそうです。同じ分量だけ食べたとしても、日本人なら動脈硬化や糖尿病になりやすいのですが、彼らにはそのような症状が出にくいのです。

南太平洋のサモア独立国は、みんな体格がよく手足も大きくて、女性でも百キロを超える人がざらにいます。KONISHIKIさんや武蔵丸さんは、おそらくサモア人の系統でしょう。サモアを旅行したとき、混雑して入りきれなくなった乗り合いバスで、身体の大きい人の膝の上にのせられたことを思い出します。子どもならまだしも、当時の私は三十歳くらい。それくらいみんなの体格がよいのです。

彼らの食事はバランスがよく、魚も肉もよく食べます。そして、全体が大きくてもわりと健康で、寿命が短いということもありません。これが彼らの持っているDNAなのです。土地の歴史や生活環境によって、人の身体は形づくられています。そういう意味で、益軒の『養生訓』には、日本人の特質を意識したアドバイスが多くあります。

身体を温める方向へ

益軒は、「生ものは腐りやすいので、食べることを避けなさい」と書いています。物流や冷凍保存法が、現代のように発達していない江戸時代には当然のことでしょう。

また、冷たいものも避けなければいけません。今まで何人かのお医者さんと対談する機会がありましたが、複数の人がテーブルの上に出てきた冷たい氷水を飲みませんでした。あるお医者さんは「私はこういうものは口にしませんこれが身体を冷やすんです」と、

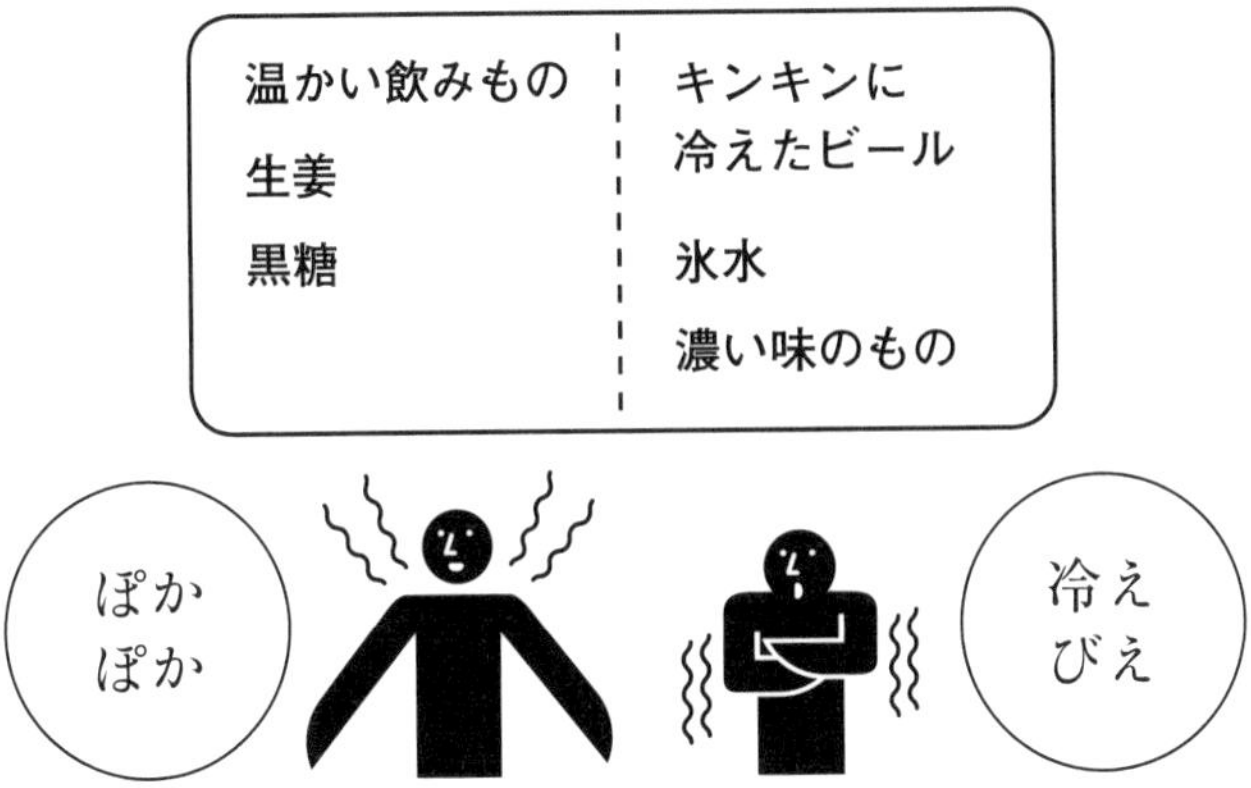
温かい飲みもの
生姜
黒糖
キンキンに冷えたビール
氷水
濃い味のもの
ぽかぽか
冷えびえ

身体を温める食べものを食べると、免疫力も上がる

はっきり言いました。常温か、できれば温めたものを飲む。身体を冷やすものは口にしないという方針で生きておられます。

一方で、日本人はビールなどをキンキンに冷やして飲むのが好きです。夏だけでなく、冬でも冷たいビールを飲みます。ドイツやイギリスなどでビールを飲むと、それほど冷えていません。常温のものをチビチビと飲んでいます。

これは湿度の差もありますが、日本人が好む淡いさっぱり感というのが、ものを冷やすことにつながっているのでしょう。季節を問わず、何でもつい冷やしたくなる。これは、体温から考えても、免疫力から考えても、決してよいことではありません。

それでも最近は、生姜などで身体を温める方法が広まってきました。これは日本人の身体にとって朗報だと思います。温かい飲みものはホッとします。冷たいものよりも温かいものを手に持っているときのほうが、相手に対して寛容になれるという研究もあります。熱すぎる食べものはよくないと益軒は言いますが、ほどほどに温めれば体温は上がり、免疫力が高まります。

◎齋藤孝の「今日からできる養生法」

濃い味のもの、冷えすぎた飲みものは避けよう。

20　免疫力を上げる「飴ちゃん」

津液《しんえき》は一身のうるほひ也。（巻第二の27）

津液をばのむべし、吐《は》くべからず。痰をば吐べし、のむべからず。（巻第二の28）

唾液は健康のバロメーター

唾液は身体の潤いである――。

津液とは唾液のことです。唾液が身体にとってよいということは、医学的にもよく言われます。唾液は、咀嚼《そしゃく》や飲み込みを助け、口の中を湿らせて発音をスムーズにします。また、食べもののカスや細菌を洗い流し、食べものを溶かして味覚を感じさせる作用もあります。唾液が出ることによって消化がよくなり、免疫力が上がり、それがめぐって血液となります。唾液がたくさん出るのは元気な証拠です。

よく笑い話のように「大阪のおばちゃんは、飴ちゃんを持ち歩いている」と言われます。飴は「おひとつどうぞ」というコミュニケーションの道具でもありますが、これこそがおばちゃんたちの元気のもとではないかと思うときがあります。

喉がカラカラになると「元気が出ない」という気持ちになりやすいのですが、飴をひと粒口にふくむと、ちょっと持ち直します。実際、なめると唾液が出る。唾液が出ると調子がよくなる。そして、唾液を飲み込んではまた出していると、体内を循環して全身が潤ってくるのです。

一方、痰は唾液とは別物です。痰は体調が悪いときに出やすいものですが、からまって汚れている。こちらは飲み込まず、吐き出さなければなりません。

私は一時期、口さびしさにチョコレートを持ち歩いていましたが、カロリーが高すぎるようです。それに口の中からすぐ消えるのでまた食べたくなります。飴は時間がもつので、口さびしくありません。そのため最近は、ポケットにいつも飴を入れています。私もおばちゃん化しているようです。

しゃべりすぎて喉がカラカラになったときは、「南天のど飴」が効きます。最近気に入っているのは、生姜の入った飴、はちみつ百パーセントの飴、黒糖の飴、龍角散の飴などです。コンビニなどでも種類が充実しているので、選ぶのが楽しくなります。

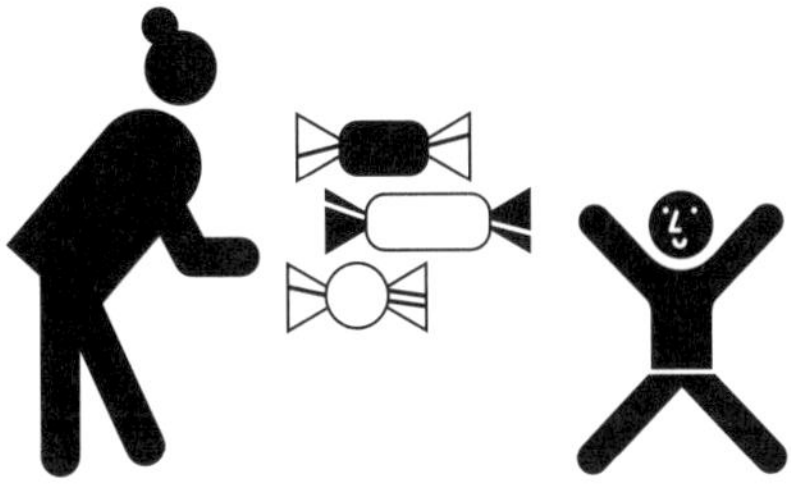

飴は全身を潤わせるお手軽アイテム

見習うべきは大阪のおばちゃん

仕事で全国各地を旅していますが、大阪のおばちゃんの元気は別格です。しかもみなさんファッションが派手で個性的。あのパワーはどこからくるのだろうと、不思議に思うほどです。

あるとき、大阪で宝塚歌劇団の人と女性たちが千人ほど集まって、同じ舞台に立つというイベントがありました。私が選んだドストエフスキーの『カラマーゾフの兄弟』の一節を、宝塚の方と一般の人が声に出して読んだのです。

グルーシェニカとカテリーナというふたりの女性が、「あんたはトラだわ!」などと言い合う場面があるのですが、大阪の女性は驚くほど役に入り込むスピードが速かった。こちらがたじたじになるほど、グルーシェニカとカテリーナになりきって、丁々発止やり合うのです。私はそれを見ながら、ただただ「すごい！」と感心していました。

大阪の女性たちには、元気に前を向いて進む力強さがあります。地に足の着いた生活感があり、変な気遣いや憂いがありません。彼女たちは、海外旅行に行っても大きな声で関西弁でしゃべり続けます。国際的にも十分に立ち向かっていける強さがある。これぞ、「飴ちゃん」パワーだと思うのです。

◎齋藤孝の「今日からできる養生法」

ポケットの中に、飴を入れて出かけよう。

コラム

江戸の食べもの循環

江戸時代はリサイクル循環がうまく機能していたため、産業廃棄物も出ず、大気や水の汚染のない時代でした。その中でも食を通した循環は、見事なものでした。

農民は、土を豊かにするため、下肥《しもごえ》を使いました。下肥とは人糞に稲わらなどを混ぜた堆肥のこと。化学肥料と違って使い続けてもあまり副作用などの出ない、素晴らしいものでした。

人間が食べたあとの排泄物まできっちり活用したのは、世界的に見ても日本と中国くらいでした。ヨーロッパなど世界の巨大都市では同じ時代、し尿処理は大きな問題でした。ヨーロッパの都市住民は、下水道ができる前、川や溝などに捨てていたと言います。悪臭に悩まされたルイ十四世が、パリから逃げるためにベルサイユ宮殿を作ったのは有名な話です。

江戸も巨大な都市でしたが、農民が天秤棒の両側につけた桶で、人糞を畑まで運びました。日本の大部分が農民だったため人手が十分にあったこと、下肥の運搬は農作業の重要な仕事として組み込まれていたこと。そのため、都市の生活を自然の循環にとけ込ませるシステムが上手に回っていたのです。

下肥を集めるのは行き当たりばったりではなく、特定の農家が契約地域や家を定期的に訪問していました。人の多い屋敷などでは、農家が入札して売り先を決めることまでありました。単なる廃棄物ではなく、豊かな農地を作るため、おいしい野菜を作るための、貴重な商品だったことがわかるエピソードです。

こうして生産された野菜や穀物は、再び都市部で売られて人々の口に入り、また下肥になりました。この循環は戦後まで続いていたのです。

（参考文献『大江戸リサイクル事情』石川英輔／講談社文庫）

第三章　日々是好日——心をととのえる

21　自分の幸せの基準を持つ

心を平らかにし、気を和《なご》やかにし、言をすくなくし、しづかにす。是《これ》徳を養ひ身をやしなふ。（巻第二の19）

日々発見

心を平静にし、気を和やかにし、言葉を少なくして静けさを保つことは、徳を養うと共に身体を養うことになる——。

和やかな心と笑いは、養生のためにはとても大切なことです。笑いが免疫力を上げるという研究もあるように、笑ったり楽しんだりすることは、実際に免疫力を上げ、生きる力を引き出してくれるのです。養生の秘訣を知ると、お金がかからず手軽で、ささやかな楽しみのほうが、かえって身体にいいことがわかります。

俳句のような趣味を持っていると、周囲に起きる出来事や自然の変化に目をこらすようになります。年齢を問わず、日本人がこれほど俳句を好むというのは、実は国民的な養生法ではないかと思います。俳句を詠んでいなければ、草花を見つめたり、空を見上げたりすることは少ないけれど、それに気づくとおもしろくなって、ますますよく見るようになります。

「NHK俳句」という番組に呼んでもらったときのこと。一般の人の投稿がメインの番組ですが、その作品がとてもよくて驚きました。内容は「日々、生きている中の発見」とでも言うようなささやかなこと。俳句を作るために、それぞれの人が身近な世界を眺め、楽しんでいるのです。

俳句や短歌など、日本の短い詩の形は、発見や気づきのための「型」でもあります。そう考えると楽しみを知ることは奥深く、お金がなくても続けられる素晴らしい趣味だと思います。年をとるにしたがって、物を買うよりも俳句などに打ち込むほうが楽しくなるのもよくわかります。

私も若いころは、あれもほしい、これもほしいと思っていましたが、今はそれほど買いたいものがありません。社会全体が、消費が活発なほうが本当は経済の回転がよいのだと思いますが、今はどんな家庭でも必要な物はほぼ揃っています。

日本に生きているだけで素晴らしい

こんな時代には自分の幸せのスタンダード、「幸せの基準」を持つことが大切だと感じます。たとえば、仕事から帰ってきてスポーツニュースを見ながらビールを一杯飲む。お給料日のあとならば、ビールの銘柄をワンランク上げてみる。「自分はこれを飲んだら幸せ」とか、「自分はこれを食べたら幸せ」というようなものを常に考えておく。今はさまざまな食品が安く手に入るので、お金がなくても楽しめます。

私自身は、日本に生きているだけで幸せだという基準があります。古今東西を見渡しても、これほど平和で安全で食べものがおいしく清潔な国はありません。怖いのは地震ですが、地震があるからこそ結束力の強い民族になったとも言われています。我々は声の大きな人たちに、追われ追われてこの列島に逃げてきた、気の弱く押しの弱い人たちである。そんなふうに考えているので、穏やかなるこの国で暮らせているだけで、すでに幸せのスタンダードを満たしています。

常に世界最先端の快適さを追求している日本を、ネガティブに捉えるのは、フェアではありません。この国を悪く言う人は、どの国のようになりたいのでしょうか。ロシア、中国、北朝鮮、アメリカ……。どこもしんどい事情を抱えています。他国と比べて明らかによい状態なのであれば、これをどうやって維持できるか。勉強や努力をしながら考えていくべきでしょう。日本人は真面目で絶望しやすい。最大限に幸せなのに、それに気づいていないのは惜しいことです。もっと苛酷な状況下でも、たくましく生きている人が世界中にいることを忘れてはなりません。

昭和のお父さんの
これがあれば“幸せ”リスト

・よく冷えたビール
・プロ野球中継
・酒のつまみ
・新聞
・車

小さな幸せを持って、心を豊かに

私にはこのような幸せの基準があるので、あとは小さな野心や欲を出してストレスを作りながら進んでいこうと考えています。

たとえば私は、大学の仕事だけしていれば、今ほど仕事量は大変ではありません。本を出したり、自分の考えを知ってほしいというのは、私の欲です。その欲を減らせば楽にはなりますが、同時にハリもなくなる気がします。自分なりに目標を設け、何歳までにどれくらいやろうと考えることが、生きるエネルギーになっています。目標がなくなると推進力もなくなるので、野心や欲を失くすのもよくないのです。

年代ごとに人生を区切り、小さな目標を立ててみましょう。私は仕事のほかに、BSで放送している名画を百作観ることも目標にしています。日本の文学や世界の文学を読み直すとか、日本の全都道府県を旅するとか、どんな楽しみでもいいのです。持続してできる目標があると、人はいつまでも元気でいられます。

◎齋藤孝の「今日からできる養生法」
やりたいこと、実現したいことを年齢ごとに区切り、目標を立ててみよう。

22 自分への「見切り力」をつけよう

万《よろず》の事、皆わがちからをはかるべし。（巻第二の31）

できないことがあると知る

「何事も、自分の力の及ばないところで無理をするな。自分の力量を知って行いなさい」という教えです。若いときには少々無理をして力量以上のことに取り組んでも、それが学びとなり力となります。しかし年齢を重ねていくうち、自分の力を出せる範囲はだんだんにわかってきます。

私自身、何でもできるのではないかと錯覚した時期がありました。今だから話せますが、知事選に出ないかという話が来たことがあり、もしかしたらできるかもしれないと思ったのです。当選する可能性を考え、「もし知事になったら空港をどうするか？」などと考えていたとき、「これは自分には無理だ」と思いました。「大地震が起きたとき、自分は県全体をコントロールできるのか？」と考えたときも、やはり「無理だ」と思いました。適切

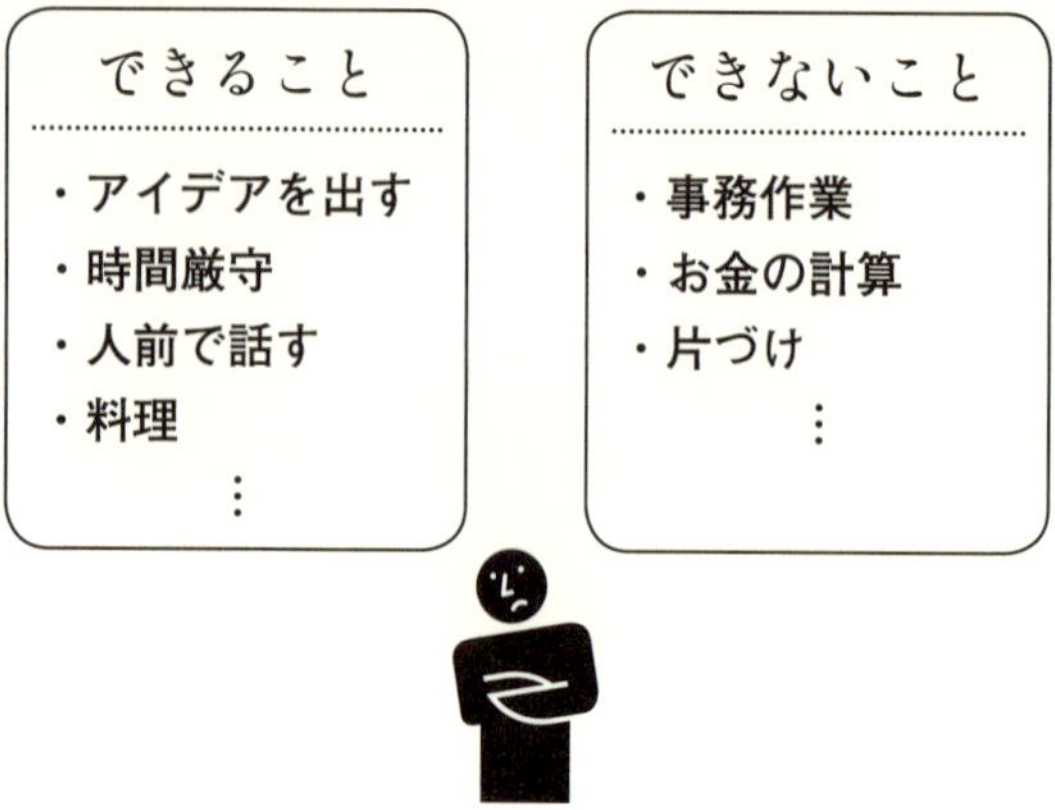

できること	できないこと
・アイデアを出す ・時間厳守 ・人前で話す ・料理 　　……	・事務作業 ・お金の計算 ・片づけ 　　……

自分を客観視できれば、楽に生きられる

な判断を下す自信がまったくありません。

またあるときは、経営者になれるのではないかと思ったこともありました。自分の育った家も会社を経営していたので、難しくはないと思っていたのです。しかし、セブン&アイ・ホールディングスの代表取締役会長でCEOの鈴木敏文さんと対談したとき、「自分には会社の経営はできない」と、はっきりわかりました。鈴木さんは一見普通の人に見えるのですが、あれほどの大きな企業を経営する能力は、やはり普通ではないのです。

しかし、できないことがわかるというのは決して悪いことではありません。むしろ何でもできると思っているほうが間違いを起こしやすい。自分のことを棚に上げて言うようですが、そんな人間が政治家になどなろうものなら、社会の迷惑です。

できないとわかっている人は、社会の迷惑にはなりません。むしろ、できないことが積極的な意味を持つようになると、自分の実力が客観視できるようになります。

たとえば女性だからといって、みんなが栗原はるみさんのように、家の中がぴかぴかで料理上手とはいかないでしょう。家事が不得意だとはっきり認識すると、その部分を業者に委託して、自分はお金を稼いでくるほうに回ることもできます。ある程度の年齢を重ねたら、自分の力への見切りが必要です。そして、ストレスがかからない方向に解決策を見出すことが、求められます。

◎齋藤孝の「今日からできる養生法」

できないことはできないと、自覚しよう。

23　六、七割よければよしとする

凡《すべ》ての事十分によからんことを求むれば、わが心のわづらひとなりて楽《たのしみ》なし。（略）い丶さかよければ事たりぬ。十分によからん事を好むべからず。（巻第二の36）

〝ゆるさ〟は思わぬ力を発揮する

すべてを完全にやろうとすると、負担になって楽しめなくなる。多少でも気に入ればよい。完全無欠なものを好んではいけない――。

何事もほどほどに、六、七割よければそれでよしと考えましょう。

とりわけ日本人には、なんでもきっちりやらなければ気が済まない気質があります。それがよい方向に発揮されているのは、電車の定刻発車。東京の電車に乗ればよくわかりますが、中央線などでは特別快速や通勤快速などを交ぜながら、三分おきくらいに電車が走っています。また、新幹線だって一時間に五～六本でも十分だと思うのに、今では数分間隔で走っています。時刻表を見ると、東海道新幹線の本数は恐ろしいほど増えています。それでも、時間通りに発車していく。『定刻発車』（三戸祐子／新潮文庫）という本もあります。時間に正確。これが、完全無欠の日本人のよいところです。

こういう国でよかったと思いますが、一方で、この正確さに慣れてしまうと完全無欠でないものに対し、イライラするようになります。少し遅れただけで「どうしたんだ」と声を荒らげてしまったりする。完全無欠でなければ満足できない人は、怒りの沸点が低いのです。怒ることは、養生にもよくありません。海外などに行けば、電車の時間が遅れるのは当たり前。六、七割よければそれでいい、という考えを持っていないと、せっかくの楽しさだって感じられなくなってしまいます。

日本人の神経質な面は、きれいで、きちんとして、約束を守る、この国のよいところを形作っています。しかし、人には神経質な面だけでなく「ゆるさ」も必要です。自分が神経質だと思う人は「六、七割でＯＫ」と思う心の習慣をつけていきましょう。

基準はシンプルに

たとえば大学受験の場合、最高点であろうが最低点であろうが、合格すれば同じように

パートナーに求めること
（幸福な私の知人）

- 健康
- 明るい
- 料理がうまい

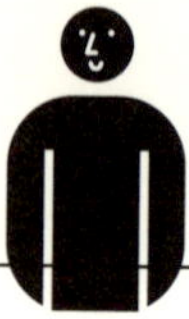

基準はシンプルに。「およそ、よし！」の精神で。

入学できます。「とにかく合格」ならいいのです。レストランでも、上を見ればきりがありませんが、あまり上等なものを求めるよりも、自分の感覚に合うおいしさや、気楽さがあるほうが食事を楽しめます。

異性に対しても、あまりに完璧なものを求めると、いつまでたっても相手が見つかりません。それよりも「これくらいなら合格」という基準を自分の中に設けてみると、すぐに見つかるかもしれません。

私の知人に、「健康」「明るい」「料理がうまい」という基準しか持っていない男がいるのですが、彼はとても幸せな結婚をしました。ほかのことにはこだわらず、本当にこの三つが揃った相手を見つけて、「うちの奥さんは最高だ」と今も言っています。

「容姿端麗」とか「品がある」とか「教養が

ある」とか、条件を上げればきりがありませんが、完全無欠を求めず基準をシンプルにする。そして、「およそ、よし！」と納得できれば、案外簡単に相手は見つかるものだと思います。

前にも記しましたが、私は餃子では失敗したことがありません。餃子が大好きで、味の違いもわかるのですが、あまりにも大好きなので、ハズレに出合うことがないのです。どんなにおいしくない餃子でも、餃子というだけで合格です。本当に好きなものは、細かいことが気にならなくなるのですね。

◎齋藤孝の「今日からできる養生法」

完璧ばかりを求めず、ゆるやかにいこう。

24　自分にとっての「真ん中」を知る

養生の道は、中《ちゅう》を守るべし。中を守るとは過《か》不《ふ》及《きゅう》なきを云《いう》。

（巻第二の42）

やりすぎても足りなくてもいけない

養生の道は、中を守ることだ。中を守るとは、過不足のないことを言う――。

中とは中庸のことです。『論語』でも、中庸の徳の話はよく出てきます。

たとえば、几帳面な人は細部に目を配ることができますが、細かい部分が気になりすぎて、全体が見えなくなるときがあります。逆におおらかな人は、全体はよく見えていても細部への詰めが甘いことがあります。どちらかがよいというわけではなく、その中間をすり合わせていくことが大切です。

また、臆病な気持ちが強くてなかなか前に踏み出せない人は、自分の中に「とにかくやってみよう」という大胆さを持ってみる。大胆すぎて失敗の多い人は、自分の中に「考えてから実行しよう」という慎重さを持ってみる。自分の持っている気質と逆のものをうまく取り入れながら、極端に走りすぎないようにするのが中庸の道なのです。

益軒がたびたび書いている内容に、「あまりたくさんのお酒を飲んではいけない」ということがあります。では、お酒は一滴も飲まないほうがいいかというと、そうではありません。一日一～二合、ほろ酔い気分になるくらいなら飲んでいい。特にお酒が体質に合って好きな人なら、飲んだほうがリラックスできる。生活全体のバランスもとれていれば、それが中庸なのだ、と益軒は言います。

仕事は中庸を目指すな

一方、仕事においては、はじめからは中庸を目指さないほうがいいと私は考えています。前にも書きましたが、仕事はやりすぎるくらいでないと、この国の生活水準はキープできません。「身体はほどほど」がよいのですが、「仕事もほどほど」と思い始めると、とたんにこの国は落ちていく気がします。

今、企業で問題になっているのは、ストレスの量です。仕事量が多いためにストレスが溜まるとすれば、仕事量をコントロールしたほうがいいのですが、土曜日でも頑張って働いていた時代、ストレスが多くて自殺者が多かったかというとそうではありませんでした。家族のために家を建てよう、車を買おう、そんな希望を持って働いていた人たちは、通勤時間二時間でもストレスはなかったでしょう。

仕事＝ストレスという回路を持っている人は、考え直してみましょう。「仕事量」と「ストレス量」は違います。問題は総ストレス量で考えるべきです。「実質主義」と私は言っていますが、優先順位を間違えず大事なことを押さえなければなりません。仕事のやり方を変えて総ストレス量を減らし、仕事量は減らさない方法があるはずです。そうして効率よく、思いわずらうことなく仕事に臨むのです。

中庸というのは、最終的にはバランスです。バランスの中で優先順位を間違えないこと。そして、人生の勝負どころでは思いきり力を入れることが大切です。

テレビに出演している人は、本番だけ頑張ります。素人はリハーサルで頑張りすぎて力を出しきってしまい、本番にしゃべる内容を忘れてしまうことがよくあります。しかし、肝心な勝負どころは本番なのです。

先日、超難関医学部に合格した学生二人に話を聞きました。彼らは一日十五時間も勉強をしたそうです。ものすごい量の勉強時間と集中力です。そこまでやらなくてもいいのにと思いますが、彼らがストレスを溜めているかというとそうではない。大変ですが、身体が壊れたわけでもありません。かえって自分の限界の幅が広がり、受験のときも落ち着いて力が発揮できたのです。

頑張って限界の幅を広げると、「ほどほどのライン」は高くなります。最初から「自分

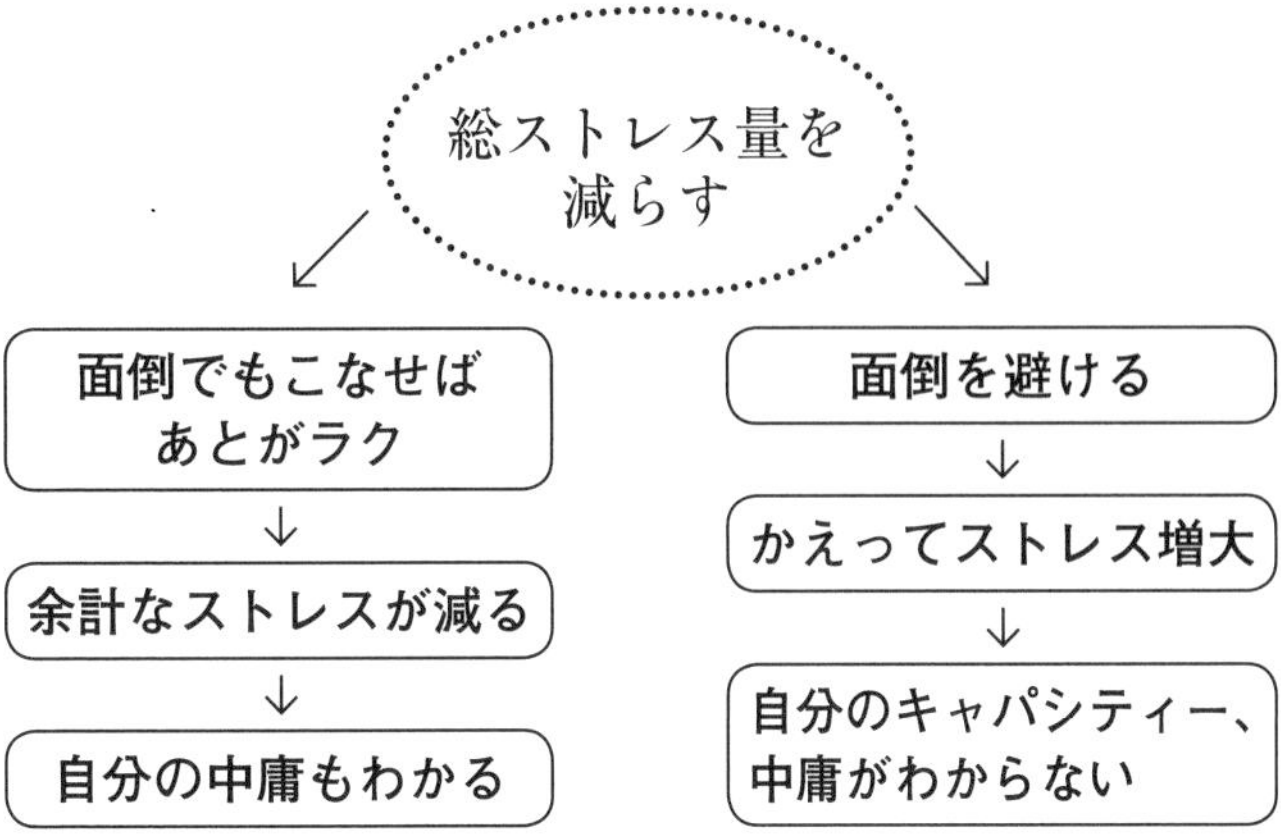
総ストレス量を減らす
面倒でもこなせば
あとがラク
余計なストレスが減る
自分の中庸もわかる
面倒を避ける
かえってストレス増大
自分のキャパシティー、
中庸がわからない

余計なストレスが減ると、仕事はぐんとスムーズに

がほどほどだと思うところ」に留まっていては、まったく足りません。やりすぎて、やりすぎて、初めて本当の「ほどほど」がわかる。勉強も仕事も、若いうちは無理をすることが必要です。

◎齋藤孝の「今日からできる養生法」

若いうちは突き進み、やがて自分の中庸を知ろう。

25　流れに乗れば道が開ける

心ゆたけくして物とあらそはず、理に随ひて行なへば、世にさはりなくして天地ひろし。かくのごとくなる人は命長し。（巻第二の24）

無理をしてはいけない

心豊かにして争うことをせず、理にかなった行動をすれば、人の世にさわることなく天地は広く感じられる。このような人は長命である——。

かつて荘子は言いました。「養生の術とは、庖丁が牛をときしが如くなるべし」。庖丁とは料理人のこと。料理人が牛を解体するときは、切るべき筋に従って切っていくから、刃が骨に当たらず刃こぼれしない。つまり新品のように刃はぴかぴかだというのです。世の中のことも、この庖丁のようにスーッと自然に切り開いていけば、物や人と争うこともな

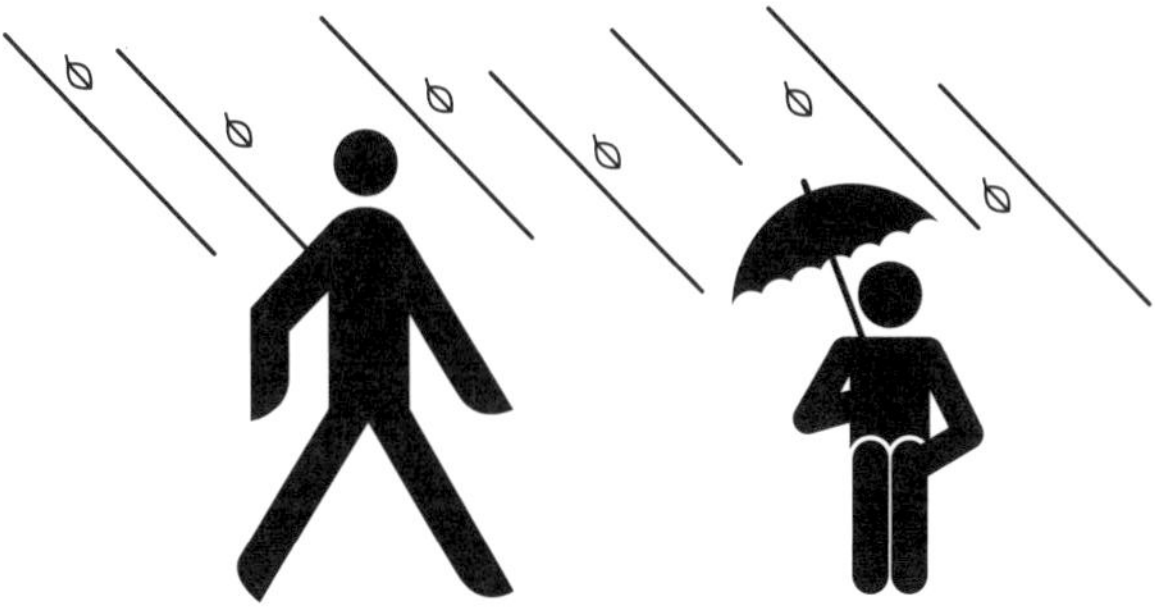

風が吹いたら、乗ろう。逆風のときはやり過ごそう。

く、理にかなっていて無理がない、というたとえです。

松下幸之助は九十四歳まで長生きしました。しかし実は持病があって、とても身体が弱かったそうです。おそらく彼の人生は忙しく、苦難も多かったはずです。にもかかわらず、それだけ長寿でした。彼の著書には「とにかく無理をしないことが大事」そして「人の運命は九十五パーセントは決まっている」と書いてあるのです。「自分が努力できるのは、五パーセントからせいぜい十パーセントくらいだ。だから無理をしてはいけない」ということです。

松下幸之助は、異常なほど努力をした人だと思われていますが、当人は「無理をしない」と公言していました。彼の「無理をする、しない」という感覚と、一般の人の感覚はレベルが違うのかもしれませんが、それでも彼の話には納得できることが多くあります。

たとえば、「自分に逆風が吹いているときに必死になって逆らうと、どんどん悪循環になる」とか「自分の評価が社内で低くなっているときには、焦って会社を辞めてしまってはいけない」と松下さんは言っています。そうではなく、「今は逆風なのでおとなしくしていよう」「風が吹いたらそれに乗っかろう」「人に頼まれたらやってみよう」という楽な気持ちでやっていけばいいのです。

同じような話は『論語』にもあります。孔子は「自分は用いられるときには働くし、用いられないときは隠れている」と言います。自分に起きることは「天命や運命として決まっている」という考え方は投げやりなようにも思えますが、実はそうではありません。人生の流れを受け止め、波に乗ることは上手に生きるコツなのです。

私も年齢が上がるに従って、そういう言葉がスッと心に入ってくるようになりました。自分の力で何とでもなると思っていると、「こんなに努力しているのに」とか「こんなに相手を思っているのに」と、恨みの思いが重なってきます。しかし、相手が返してくれないのもまた運命と思うと、心の荷が少し軽くなります。

断り方にもコツがある

庖丁の比喩に戻りましょう。世の中には筋があります。たとえば上司が間違った意見を言ったとしても、そこで真正面からぶつからないやり取りがあるはずです。一見消極的に見えるかもしれませんが、少なくともストレスは減って、刃こぼれしません。ぶち当たってしまうと、相手の心に傷をつけ、自分の心も刃こぼれしてしまいます。そうならぬよう、引くところでは引いて、すき間ができたらスッと入り込めばよいのです。

頼まれごとを断るときにも同様のことが言えます。すぐに断ると角が立つので、少し時間を置いて断ったり、あとから「こういう条件ならできます」と連絡したりします。お金の問題であれば割り切れることも、間に義理が入っていたりすると、断るのにストレスが生じます。しかし、義理で仕事を引き受けすぎると、自分が煮詰まってしまう。そんなときには少し時間を置き、「この範囲ならできます」と答えればいいでしょう。

たとえば十枚の原稿を書いてほしいと頼まれたら「八枚でどうか」と交渉したり、イベントの手伝いを頼まれたら、「事前の準備はできないけれど、当日司会をすることならできる」と、できることで応えます。そうしたやり取りをすることで、義理を欠かない程度に責務を果たします。オールオアナッシングではなく、引き受け方にも断り方にもコツがあるのです。

私自身は、テレビのコメンテーターなどを引き受けていますが、実は自分はテレビ向きではないと思っています。なぜなら、テレビではしゃべる時間が短いからです。最初はそれがとてもストレスでした。もっと話すことを用意してあったのに、と落ち込みましたが番組の流れなので仕方がありません。自分に求められていることをひと言ふた言話して、全体の流れを壊さないことが大切です。まさにこれは庖丁の話に重なります。筋と理に従って行動すればいい。テレビの流れにスッと乗ればいいんだ、と思ったとき、ストレスがずいぶん減りました。潮の流れを見極める、漁師の眼を養いましょう。

◎齋藤孝の「今日からできる養生法」

逆風が吹いているとき、ジタバタするのはやめよう。

26　反省しても後悔するな

過《あやまち》あらば一たびはわが身をせめて二度悔《くやま》ず、只《ただ》天命をやすんじてうれへず、是《これ》心気をやしなふ道なり。（巻第二の26）

失敗を次のモチベーションに

失敗をしてしまったときの対応には、その人の在り方が問われます。

益軒は「ひとたびは、わが身を責め、二度後悔するな」と記しています。まったく自分を責めることなく前に進んでしまっては、人として誠実さに欠けます。なので、まずはしっかりと問題に向き合い反省すること。でも、二度も三度も同じことで悔やまない。ここが肝心なところです。

そして、失敗も天命だったと受け入れ、心配しないこと。憂いても前には進めないし、憂いてばかりいると、気をふさぐことになります。憂いを少なくすることが、心気を養う道です。

同じ項の中には、怒りや悲しみを少なくし、どうしようもない失敗を悔やむなと、繰り返し書かれています。人の心はそれほどまでに、失敗にとらわれやすいのでしょう。でも、落ち込んだり悔やんだりしている暇があったら、次に進んでいかなくてはなりません。

私にも、後悔がないわけではありません。しかし、スポーツ的な考え方を持っていて、「負け試合は負け」と思うことにしています。今さら勝つことができない場合は、次で取り返そうと考えます。たとえば本作りでは「ここが書き足りなかった」「あのタイトルは失敗した」という思いが残るものがある。でも、今さら書き直すわけにはいきません。次で取り返そうと気持ちを切り替えます。ちょっとした後悔や反省があると、次の仕事のモチベーションへとつながっていきやすいのです。

経験が増えると過去の後悔が薄まる

恋愛でも同じことが言えます。ある人と別れて心が傷ついたとしましょう。死にたいほど苦しい思いをしても、次に二人くらいとつきあうと、前の人のことは遠くなっていきます。よほど特別な相手なら別ですが、経験が増えることによって忘れられます。これは、失敗を乗り越える大きなコツです。

失敗や嫌な思いで気持ちがふさぐとき、引きずるのはよくないとわかっていても引きずってしまうときがあります。そんなときは、忘れるしかありません。むしろ忙しく用事を

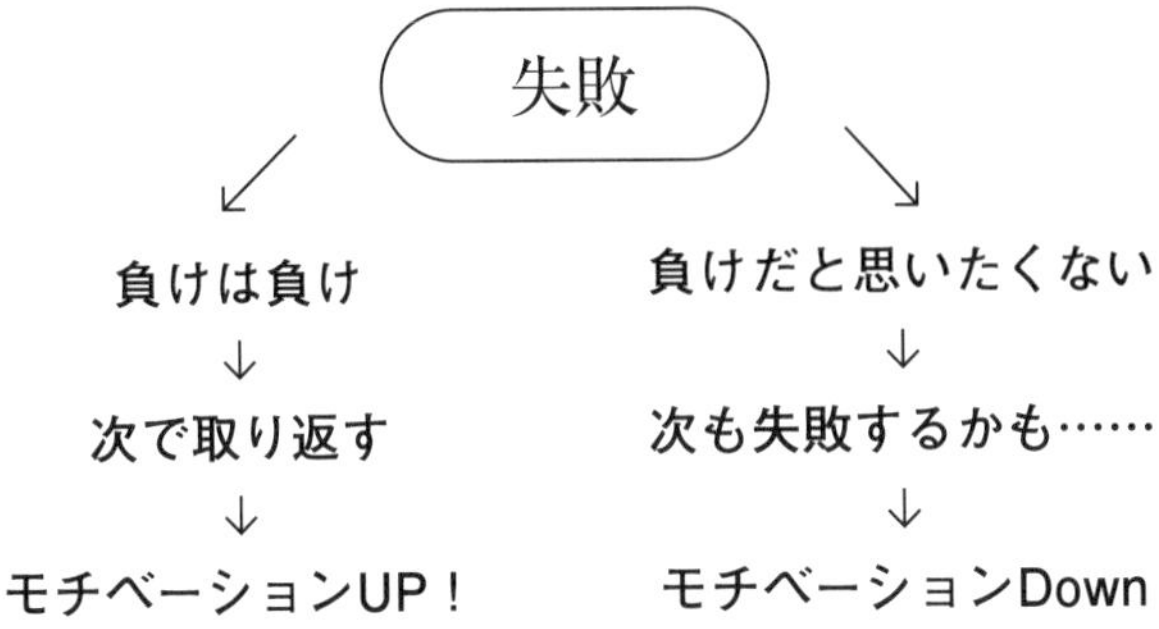
失敗
負けは負け
↓
次で取り返す
↓
モチベーションUP！
負けだと思いたくない
↓
次も失敗するかも……
↓
モチベーションDown

失敗を心配せず、前に進む糧にする！

入れましょう。仕事を入れる、雑用を入れる、人に会いまくる……。そんなことを繰り返しているうちに、いつの間にか忘れていることに気づくでしょう。

旅行に行くのも、ひとつの手です。特に私が好きなのは沖縄です。たった一泊でも沖縄に行くと、本土とは空気が違うし時間の流れも違うため、それ以前のことがとても遠く感じられます。

沖縄に行ったときは、風景や食べものを堪能すると同時に、できるだけ沖縄の人と話します。ひと晩一緒に飲むだけで、さまざまな勉強になります。なおざりにできない基地の問題があるし、「なんくるないさ」が浸透しているおおらかさもある。そうして心の中の空気を入れ替えると、後悔は減っていきます。

また、フランスの哲学者であり数学者のデ

カルトは、「これ以上考えられないところまで考え抜いて選択すると、不安や後悔が一切なくなる」と『方法序説』（岩波文庫）に記しています。これは理にかなった考えです。

現時点で得られる情報をすべて考え合わせ、経験値の高い人にも相談し、最後は自分で決断する。すると、たとえ負けたとしても「ベストを尽くしたのだから仕方がない」とすがすがしい気持ちであきらめられるのです。

失敗を受け入れる方法をいくつか記しましたが、最後にもうひとつ。

「これは天からのミッションだ」と考えるのも立ち直る方法です。「失敗をすることに決まっていた。学びが与えられたんだ」「これもひとつの運命だ」。そう思えば、失敗も素直に受け入れることができるでしょう。そして、くよくよせずに前に進むことが、心気を養う道となります。

◎齋藤孝の「今日からできる養生法」

失敗してもくよくよせず、次で挽回しよう。

27　怒りをコントロールする

およそ養生の道は忿慾《いかりよく》をこらゆるにあり。
（巻第二の22）

若い世代には理を尽くす

養生の道は怒りと欲をこらえることである――。

ストレスをどう減らすかは、現代医学の重要なテーマです。身体は単純な臓器ではなく、心の影響を大きく受けるもの。怒ったり興奮したりすると血管の内側を傷つけ、血管が詰まる原因にもなるからです。科学的にもこれらの影響は、はっきりと証明されています。

怒りや欲や不安を減らすこと、そして、楽しみを見つけて心をととのえることは、長生きの秘訣です。養生という言葉には、それらをすべて包み込んだ大きな意味が感じられます。「怒らないのも養生の道」とか「過ぎたる欲を持たないのも養生の道」と言いますが、心の問題は「健康」というより「養生」と言ったほうがしっくりきます。

年齢をある程度重ねると、怒っても怒らなくても大きな差がないことに、気づきます。

しかも、怒ったことで相手がよくなるかどうかを考えると、相手の気持ちが離れていくことのほうが多いのです。

昔は、「怒ってくれる人は親身な人だから、ついていこう」という雰囲気がありました。六十代以上の世代は、おそらく怒られても相手を嫌わずについていった世代でしょう。これが三十代以下になると、一変します。怒られることに慣れていないため、気持ちが離れてしまうのです。怒っても大きな効果がありません。

若い世代を怒りたくなったときは、相手を認めてあげて一緒に話し合い「あなたの課題はこれだね」と紙に書きながら話してみる。すると「なるほど、そうですね」と納得してくれます。話して納得さえできれば、自分のミスを認めないわけではないし、改善しないわけでもない。ただ、ソフトな語り口で、理を尽くして理解し合わなければなりません。そのために、紙に書いて話すことが大切です。

怒りから離れて楽になる

怒鳴っているとき、紙に書くことはできません。どうにかいったん怒りを抑え、「君の間違いを箇条書きにしよう」と言って、書いて説明しているとだんだん気持ちがおさまってきます。物事を整理して考えようとした時点で冷静になるため、相手もそれを見ながら落ち着いてくるでしょう。

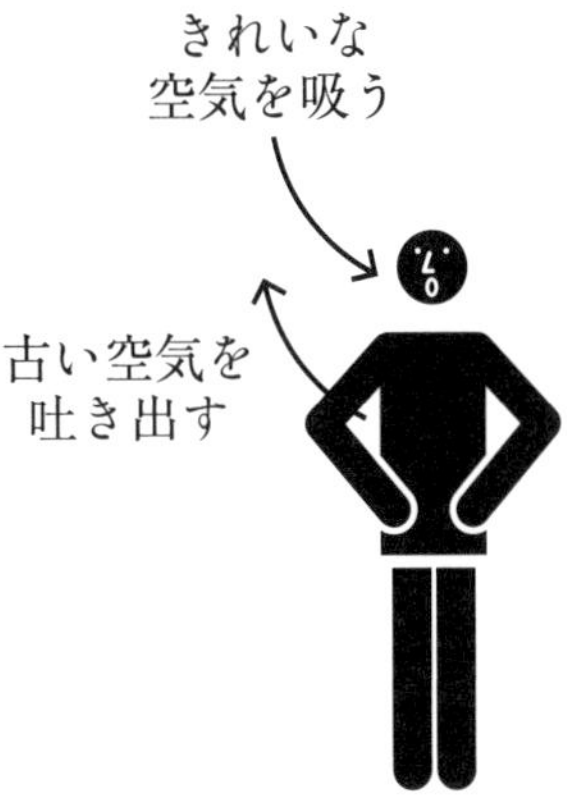

吐く息とともに嫌なことが抜けると思って

私自身、怒る前に紙に書くことにしたら、怒りそのものが減ってきました。相手を思う気持ちがあればあるほど怒鳴りたくなるし、親しい人であればあるほど、怒りをぶつけたくなることがあります。言いたいことを言い合うのはよいことで、ストレス解消にもなりますが、怒って言わなくてもいい。ただ、怒りを抑えて溜め込むのはよくないので、お互いに軽く言いたいことを言い合える状況がバランスがよいのだと思います。

それでもなお、怒りがこみ上げてきたらどうするか。

そのときは、軽く息を吸い、口からふーーーっとゆっくり吐き出しましょう。これを二、三回繰り返すと、怒りのテンションが下がります。カッとしたとき、「これはないだろうっ！」と声を荒らげるのと、「よくないね」

と穏やかに言うのとではまったく違います。怒鳴ってしまうと空気全体が緊張し、それがお互いの心に残ってしまいます。語調というのは非常に大切です。ですから、呼吸をゆったりとさせるのです。

会社の経営者の方などは、怒って緊張感を高めてみんなを引っ張っていくときもあるでしょうが、みんながみんな、怒る必要はありません。

怒りがこみ上げたら、息を吸って、ゆっくり吐く。また吸って、ゆっくり吐く。ふーーーっと吐いているうちに、怒ろうと思っていたことが、面倒くさくなってきます。そして、改善点だけを相手にリクエストする。怒りから離れられると、自分も楽になります。

◎齋藤孝の「今日からできる養生法」

叱るときは、長く息を吐いてから紙に書いて冷静に話そう。

28　口は言葉も身体も司る

禍は口よりいで、病は口より入《いる》といへり。口の出しいれ常に慎《つつし》むべし。（巻第三の2）

口は身体の出入り口

昔から「禍は口から出て、病気は口から入る」と言う。口から出し入れするものには、細心の注意を払わなければならない——。

身体を循環するものと考えると、中心になるのが口。さまざまなものが口を通って体内に入っていきます。腐ったものや、自分の身体に合わないものを食べると、当然ですがおなかを壊します。好きなものを食べて健康だという人もいますが、激辛が好きな人などは本来の体質に合わないことがあります。身体が悲鳴を上げるような食べものは、いくら好きでも控えたほうがよいでしょう。

現代は飽食の時代ですが、実は栄養的に偏り、栄養失調になっている人がいると言われます。好きなものばかり食べていると、非常に偏ってしまうのです。

私もラーメンに凝ったことがありました。勤務先の近くにおいしい豚骨ラーメンの店があり、週に四〜五回も通いました。夜中まで仕事をして疲れているときには、替え玉まで食べてしまい、翌日また食べたくなる。豚骨ラーメンに罪はありませんが、それほど続けて食べると脂が蓄積していくのでしょう。体重がみるみる増えてしまいました。そばとラーメンを比較すると、そばのほうがずいぶん軽い。そこで、そばを食べることにしたら体調は元に戻りました。

口から入るものは脂肪となったり、血液になったりします。血液検査のときなどには、前日から食生活の規制がありますが、血糖値でもコレステロール値でも、食べたものからすぐに影響を受けてしまうのです。そのため、自分の「好きなもの」と「身体にいいもの」とを、年を重ねるごとに近づけていく努力が必要だと思います。

たとえば、肉が好きだった人なら、魚と野菜中心の生活にしていく。味の濃いものが好きだった人なら、薄味のものにスライドさせていく。しかし、いきなり魚と言われても、酢でしめた魚などは好き嫌いがはっきりしています。濃い味に慣れてしまった人は、薄い味を感じなくなっています。

そんなときには、その領域で本当においしいと言われているものを、騙されたと思って食べてみましょう。すると、嫌いだと思っていたのに新しい世界が開けてくることがあり

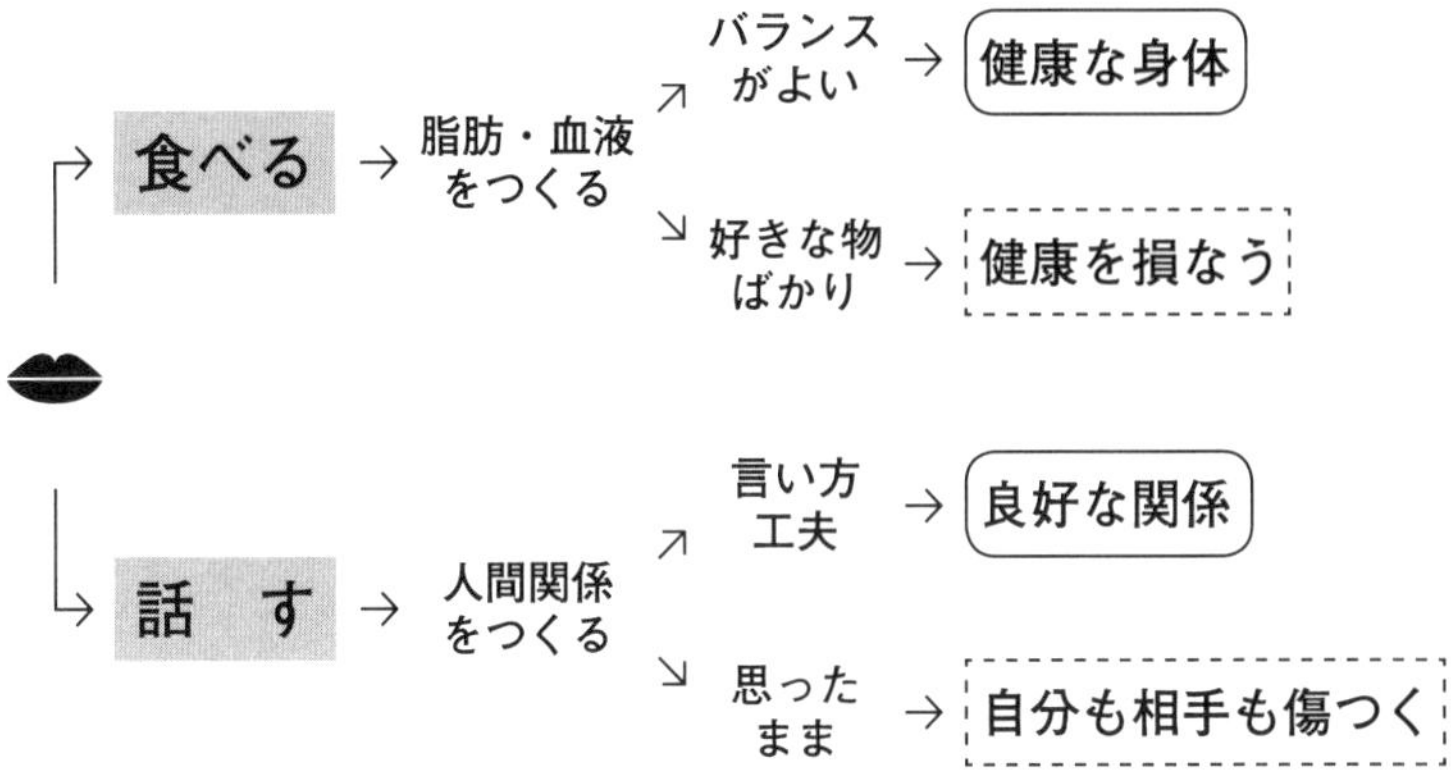

食べものも言葉も身体をつくるもと！

ます。身体にいいものなら、食べることへの後ろめたさもありません。

若いときには、何を食べても基本的に健康でいられますが、四十歳を過ぎたあたりで、食生活を見直してみる。そして、身体によいもの中心の生活へとシフトチェンジしていくことをおすすめします。

口を慎み人間関係の健康を保つ

舌禍という言葉があります。自分の口から出た言葉によって受ける禍のこと。昔は、「口を慎め」と年配の人から言われることがありました。言葉を発するときには、思ったままぽんぽん発言するのではなく、相手を傷つけないようにしなければなりません。また、人の悪口を言ったり、中傷をしたりしていると、回りまわって自分が傷つくことにもなりかねません。

相手への不満があるとき「言ったほうがいいのか、言わないほうがいいのか」迷うときがあります。そういうときは、たいてい言わないほうが正解です。黙っていると、言いたかった気持ちがシューッとしぼみ、言わずに済むことになります。そして、本当に言いたいことなら言い方を工夫するようになります。

このように、口から出入りするものに慎重になると、身体の健康だけでなく人間関係の健康が保たれます。人間関係は、ストレスの温床となるもの。大きい意味で健康を捉えると、言葉も食べものも等しく身体をつくるものです。

そして、自分の身体を「皮膚の中に閉じ込められたもの」と捉えないのが、養生の考え方です。人は自然と交流し、周囲の人との循環系の中に生きています。口全体を、循環の大本として、見つめ直してみるとよいと思います。

◎齋藤孝の「今日からできる養生法」

口から出入りする食べものと言葉に、気を使おう。

29　気を養うには環境から

外境いさぎよければ、中心も亦是《またこれ》にふれて清くなる。外より内を養ふ理あり。（巻第二の67）

居心地のよさは心を和らげる

まわりの環境が清潔であれば、中心もこれにふれておのずから清くなる。外から内を養う道理である——。

養生について考えると、身体に直接関係のあることばかりに注意が向きがちです。一歩引いて、まわりの環境も見渡してみましょう。

住んでいる町の空気、家の日当たり、住む部屋の雰囲気など、人は外側から大きな影響を受けています。環境を心地よいものにすることは、実はとても大切です。「貧しいか豊かか」というより、選び方や整え方、何を優先させているかの問題です。

寝るときの環境ひとつとっても、せんべい布団がいいという人もいるし、ふかふかなものがいいという人もいます。私の場合は、低反発の布団が身体が沈み込んで気持ちいいのですが、沈み込みすぎて寝返りが打てないという人もいます。

枕も、固いほうがいいという人もいるし、やわらかいものでなければ眠れない人もいます。体質や好みによって合うものは違うでしょうが、自分にとってよい環境を整えることが大事です。特に眠っているときは、自分が能動的に動けません。よい眠りを得られるか、得られないかは、すべて環境づくりにかかっています。

私の好きな道具に、レンジで温めるだけの湯たんぽがあります。それを首筋のあたりに当てると、気持ちがふわーっとなって眠りに入りやすい。頭がい骨と首の間が詰まってくると心が重くなるのですが、温めることによって解消できます。足元に置いてもよく眠れます。

また、寝室にほのかに香るアロマオイルは、質のよい眠りをもたらしてくれます。若葉の香りに含まれる青葉アルコール、青葉アルデヒドが疲労をとってくれると医師から聞き、早速私はこの青葉のアロマを手に入れました。お茶の香りもいいそうです。

身体を温めるものやよい香りのものなど、「これがあれば安らぐ」というグッズを、それぞれにセットしておくと、外側から内側を養うことになります。眠りに入る環境というのは、人によってとても差があります。ソファーでなければ眠れない人、明るくなければ眠れない人、静かでないと眠れない人、音が聞こえる環境でないと落ち着かないという人

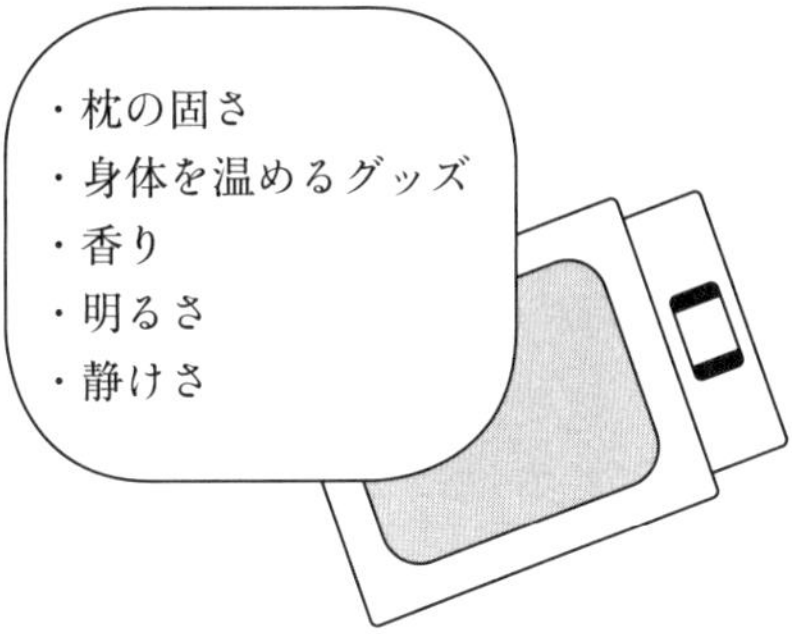
・枕の固さ
・身体を温めるグッズ
・香り
・明るさ
・静けさ

眠りの環境が整えば、内側の気も養える

もいます。

住まいも人間関係も清潔に

住環境についても、人によって安らぎを感じるポイントが違います。都会のほうが寂しくなくていいという人がいれば、緑に囲まれているほうが落ち着くという人もいます。郊外の一戸建てに暮らしていた人が、年をとって都心の小さなマンションに引っ越してくるケースもあります。そのほうが寂しくないし、便利で楽しいと言うのです。

こまめに掃除や片づけをして、すっきりした家にしておくことも環境を整える大事なポイントでしょう。このように、自分を囲む住まいの環境を整え直すことによって、外側から内側の気を養うことができます。

人間関係も同じかもしれません。家族との

関係、仕事仲間との関係、友だちとの関係……。ギスギスしたり、ケンカをしたりすれば、当たり前ですが、内側の気が減っていくことになります。それぞれに心地よい関係、心地よい環境を整えることが、養生の道につながります。

◎齋藤孝の「今日からできる養生法」

寝室を自分が安らげる環境に整えてみよう。

30　今、この瞬間を楽しむ

貧賤《ひんせん》なる人も、道を楽しんで日をわたらば、大《おおい》なる幸なり。
（巻第二の18）

お金がなくても楽しみはいっぱい

貧しい人も、道に従って楽しんで過ごすならば、大きな幸福である——。

現代は、何でもお金で買う時代です。お金がないと遊べない、お金がないと楽しめない、と思っている人は多いでしょう。ただ、現代の若者は私たちのようにバブル時代を過ごした世代よりも、お金のかからない楽しみ方を知っているようで頼もしく思います。

益軒は「貧しくても道を楽しんでいけばよい」と記しています。また、貧しい中でも楽しみは得やすいと説き、具体的でわかりやすいたとえが登場します。

「ひとり家に居て、閑《しずか》に日を送り、古書をよみ、古人の詩歌を吟じ、香《こう》をたき、古法帖《こほうじょう》を玩《あじわ》ひ、山水をのぞみ、月花《つきはな》をめで、草木を愛し、四時の好景を玩ひ、酒を微酔にのみ、園《えん》

菜《さい》を煮るも、皆是《これ》心を楽ましめ、気を養ふ助なり」（巻第二の21）

香とは現代流にいえばアロマです。古法帖は、古い筆跡を写した写本。それらを味わったり、庭で育てた野菜で料理をする。このようにささやかなことが、自分の気を養っていくのです。

お金をかけなくても、心がときめいたり、わくわくしてくることを探してみましょう。そもそも、江戸時代はお金がない人がほとんどでした。月や花を愛でたり、声に出して詩歌を吟じたり、お酒をほんの少し味わうのは、誰にでもできることです。

江戸末期の歌人に、橘曙覧《たちばなのあけみ》という人がいました。彼の歌を編纂した「独楽吟《どくらくぎん》」の中に、次のようなものがあります。

たのしみは 艸《くさ》のいほりの 筵《むしろ》敷《し》き ひとりこころを 静めをるとき
たのしみは 珍しき書《ふみ》 人にかり 始め一《ひと》ひら ひろげたる時
たのしみは 紙をひろげて とる筆の 思ひの外に 能《よ》くかけし時
たのしみは 妻子《めこ》むつまじく うちつどひ 頭《かしら》ならべて 物をくふ時
たのしみは 朝おきいでて 昨日まで 無かりし花の 咲ける見る時
たのしみは 心にうかぶ はかなごと 思ひつづけて 煙艸《たばこ》すふとき
たのしみは 意《こころ》にかなふ 山水の あたりしづかに 見てありくとき

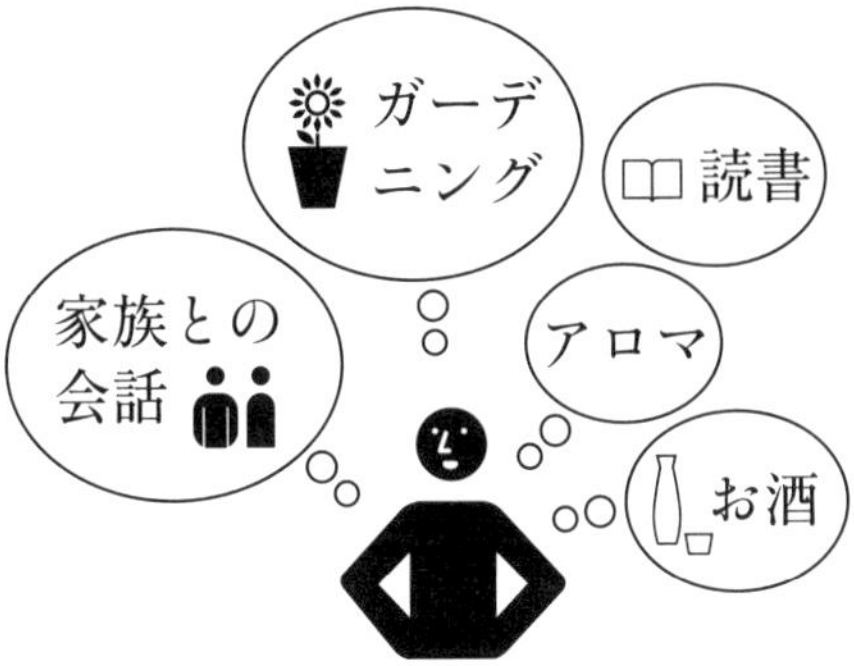

今を楽しめると、免疫力もアップする

たのしみは 常に見なれぬ 鳥の来て
軒《のき》遠からぬ 樹に鳴きしとき
たのしみは 物識人《ものしりびと》に 稀にあひて
古《いに》しへ今を 語りあふとき
たのしみは 門《かど》売りありく 魚《うを》買ひて
烹《に》る鐺《なべ》の香《か》を 鼻に嗅ぐ時
たのしみは まれに魚烹《に》て 児等《こら》皆が
うましうましと いひて食ふ時
たのしみは 心をおかぬ 友どちと
笑ひかたりて 腹をよるとき
たのしみは 昼寝せしまに 庭ぬらし
ふりたる雨を さめてしる時
（『橘曙覧全歌集』岩波文庫）

このように、曙覧の「独楽吟」は延々と「たのしみは……」と続きます。どんなことにも楽しみを見出すことができるのは、人として素敵なこと。曙覧という人を想像し、こちらまで楽しい気持ちになってきます。

養生法で有名な医学博士の帯津良一さんも、「ときめきや楽しみは健康のためにとても大事だ」とおっしゃいます。帯津先生には、おいしいウナギをごちそうしてもらったことがあります。楽しそうに食事をされ、「ときめき」を実践されていました。

心がわくわくすることをいくつも持ち、今を楽しんでいる人は長生きができる人です。

◎齋藤孝の「今日からできる養生法」
お金をかけずに楽しめることを、リストアップしてみよう。

第四章 健康配慮社会の到来——身体をととのえる

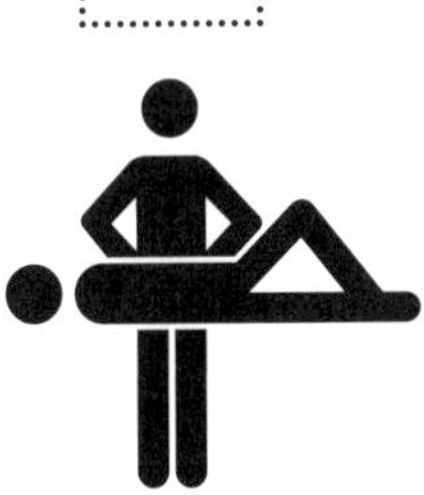

31　自分の身体に合った朝の行動パターンを決める

凡《およそ》朝は早くおきて、手と面《かお》を洗ひ、髪をゆひ、事をつとめ、食後にはまづ腹を多くなで下し、食気をめぐらすべし。（巻第二の1）

落ち着いて一日を始める癖をつけよう

朝は早く起き、手と顔を洗い、髪をととのえ、手洗に行き、食後はまず腹をなでおろして、食べものの消化を助けるのがよい――。

朝は何かと忙しいもの。顔を洗い、髪を整え、髭を剃ったり、メイクをしたり、朝ごはんを食べたり、出かける前にはすることがたくさんあります。また、主婦であれば洗濯や掃除など、朝の仕事が山ほどあるでしょう。

一日のスタートを気持ちよく始め、よい気をめぐらしていくために、朝は行動パターンを決めることです。絶対的なパターンというものはないので、自分の体質やペースに合ったパターンを確立するとよいでしょう。

益軒の朝の行動パターン

- ３～５時に起きる
- 熱めのお湯で目を洗って温める
- ぬるま湯で口をすすぐ
- 塩を使って上下の歯と歯ぐきを磨く

朝が決まると、一日気持ちよく過ごせる

たとえば私は朝食に、沖縄のシークワーサー果汁にニンジンジュースを合わせ、そこに生姜の酢を少し加えて飲んでいます。酸っぱいものは苦手だったのですが、これを続けていたら風邪をひきにくくなりました。

生野菜をジューサーにかけ、マメに作っていた時期もありましたが、手間がかかるので続きませんでした。そのため今は、瓶詰めのジュースを混ぜています。そのほかは、ヨーグルトやバナナ、アサイーというポリフェノールたっぷりのフルーツを食べます。アサイーは水道橋博士さんの本に、いいと書いてあったのでまとめ買いをしています。このように朝食のパターンが決まっていると、一日が落ち着きます。必要な栄養素を取れていると いう安心感もあります。

私の場合は、朝起きてすぐに頭を使わなけ

ればいけないことが多いので、バナナを食べたり炭水化物をとったりしないと、脳がもちません。この朝食を食べたら、三〜四時間は脳がしっかり働いてくれる。昼や夜に比べてパターン化しやすい時間帯でもあるので、いつの間にかこのような習慣ができました。

朝が決まると、一日がうまく回転していきます。早起きをするのも大事ですが、私の母は「お父ちゃん（私の父）は夜型で、朝ゆっくり寝てたんで長生きしたんじゃないかね」と言っていました。夜型の人は、無理な早起きよりも、自分のパターンを作って行動するほうが大事なのではないでしょうか。

最近の医学研究によれば、疲労物質（ＦＦ）を減らすには、質のよい睡眠が大切だそうです。自分にとっての「睡眠勝ちパターン」を確立することが疲労を減らし、寿命を伸ばすことになります。

そして、朝ごはんを食べたら、益軒が書いているように、おなかをなでさすって数百歩歩く。通勤や通学のために駅まで毎日歩いている人は、養生のためにもよいパターンです。

◎齋藤孝の「今日からできる養生法」

朝は、行動と朝食をパターン化しよう。

32　元気の収支決算を考える

人、毎日昼夜の間、元気を養ふ事と元気をそこなふ事との、二《ふたつ》の多少をくらべ見るべし。（巻第二の13）

元気の収支表

元気を養うことと損なうこと、どちらが多いか少ないか、毎日チェックしなさい――と益軒は言います。毎日お金の収支をつけている人はいても、元気の収支を手帳につけている人はあまりいないでしょう。

しかし益軒が言うのですから、プラスマイナスの収支表を作ってみます。その日の元気を養ったプラスのこと、元気を損なったマイナスのことを書き込んでいきましょう。たとえばプラスには「○○さんと会った」「上司にほめられた」「△△を食べた」とか、マイナスには「寝坊した」「嫌味を言われた」「駅の階段でコケた」などなど。

私は鴨南蛮が好きなので、鴨南蛮を食べた日は、その日の元気の収支はプラスと決めてあります。それぞれに点数をつけ、大好物の場合は×ポイント千倍というふうに、クイズの最後の大逆転問題よろしく切り札を持つ。何をしたらどれくらいの点数になるかを、意識化するのです。絶対的な点数はないので、自分の心に相談しつつポイントをつけること。一日の収支や、一週間の全体的な収支で考え、嫌なことを上回るいいことを持ってくるようにすると、楽になります。

ストレスの原因を突き止める

益軒が言いたかったのは、日々のバランスを考えず、無茶をする人が多いということでした。特に、江戸時代は若くして亡くなる人が多かった。三十代、四十代で亡くなる人もざらにいました。医療が今ほど進んでいなかったため、ちょっとした風邪をこじらせて肺炎になり、あっという間に亡くなることもありました。無茶ばかりしているとあっけなく死んでしまうことを、経験から感じていたのです。

一方、現代の生活では、ストレスが大きな問題になっています。誰かに嫌なことを言われてひどく落ち込むのは、真っ白い服に染みがついて一日中憂鬱になるようなものではないでしょうか。嫌なことを言われると、その人の全体、会社全体が嫌になる。しかし本当は全体が嫌なのではなく、十〜十五パーセントくらいが嫌なのではないか。収支表をつけると、そんな客観的な意識も育つようになります。

元気を養う ⊕	元気を損なう ⊖
・久しぶりに会った同僚と話がはずむ ・昼食は好物のきつねうどん ・庭の水仙が咲いた ⋮ 計○ポイント	・終日デスクワーク ・残業。夜はデスクでサンドウィッチ ・深夜に悪酔する ⋮ 計○ポイント

TOTAL ±○ポイント

一日の中で、プラスを増やしていく

なんとなく全体的に気が重かったのが、「この言葉が嫌だった」「ここが不安なんだ」と気づき、原因も突き止められます。靴に小さな石の粒が入ると不快になるように、小さいからストレスにならないということはありません。石の粒は何かを突き止め、自分にどんな悪影響を及ぼしているかを見きわめてみることです。よいバランスをとっていれば、長く元気で暮らすことができます。

◎齋藤孝の「今日からできる養生法」

元気の収支表をつけて、一日をプラスにしよう。

33　元気は目に表れる

目に精神ある人は寿《いのちなが》し。
精神なき人は夭《いのちみじか》し。（巻第二の23）

一日に数度「目のチェック」を

目に生気のある人は、長命である。生気のない人は、短命である——。

「目に精神ある人」という表現がユニークです。精神とは、生気のことです。特に病人を見るときには、目に生気が宿っているかどうかを確認せよと益軒は言います。

多くの人は好きなことをやっているとき、目に精神が宿るのでしょう。しかし目の輝きが、長命か短命かの差だとは、普通は考えません。「あの人は元気そうだな」と思うくらいです。

子どもが小さかったころを振り返ると、目に力がないときは心身の具合が悪いときでした。元気のなさは、手や足には表れません。ほっぺやおでこにも表れない。表情の中でも、

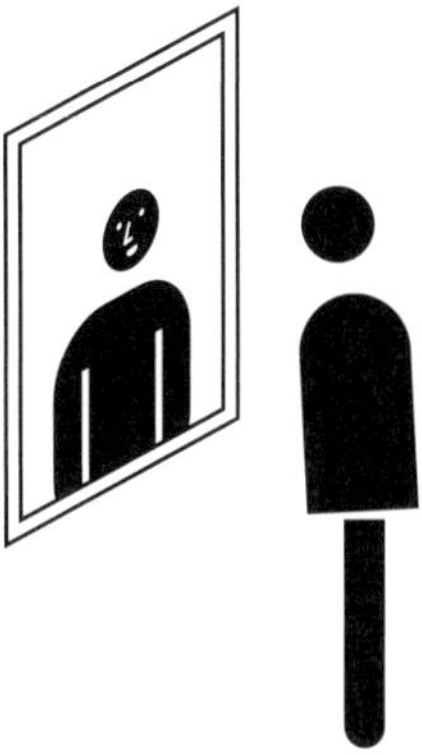

鏡で「目ヂカラ」チェックをしよう

目にはっきりと表れます。不安があったり、いじめがあったりすると、目に力がなくなるのです。

子どもを教える仕事をしていると、目をキラキラさせてこちらを向いているときと、そうでないときの違いがよくわかります。先生というのは、「今日はこの子は調子が悪そうだな」とか「元気がないな」ということを、目の力を見て感じるものです。目の生気は、人を相手に仕事をしていると刺さってくるからです。

また、舞台に立つ側にいるときも、観客の目がどう変化しているかは非常にわかりやすいものです。最初は興味なさそうに見ていた人が、急に食い入るように見つめてきたりします。

人は多かれ少なかれ、相手の目に精神があ

るかどうかを感じながら、生きているものです。まずは自分の子どもや家族の目を、意識しながら過ごしてみることをおすすめします。

そして、自分の目の精神を確認することも重要です。鏡で表情を見たときが、自己チェックのタイミングです。一日に何度か鏡を見て、自分の目に精神があるかどうかを確認する。それだけでも、意識的に気分を上げていくことは可能です。時折、電車の中で窓に映る自分の顔があまりに疲れた表情をしていて、驚くことがあります。そんなときも、目に力を入れてみると、気や血がめぐってくるように思います。「目ヂカラ」という言葉が流行りましたが、やる気のある目をしているかどうか、自他共に注目してみましょう。

◎齋藤孝の「今日からできる養生法」

ときどき鏡を見て、目ヂカラをチェックしよう。

34 自分メンテナンスのすすめ

人の元気は、もと是《これ》天地の万物を生ずる気なり。是人身の根本なり。（巻第一の8）

自然の中で「気」の交換をしよう

人間の内なる元気は、もともと天地の万物を生む気である。これが人の身体の根本である――。

人間の身体の中に「元気」というものがあるとすると、自然の中には「天地の気」があります。元気のもとは天地の気であり、それらが互いに出入りしているイメージを描きましょう。元気と天気、元気と外気はすべてつながっています。ところが残念ながら、天地の気と自分の元気がつながっているとは、多くの人が意識していません。

都会に暮らしている人は、知らず知らずのうちに気を減らしています。それを取り戻すには、自然の中に入っていくのが一番です。自然の中に身を置けば、天地の気と「気の交

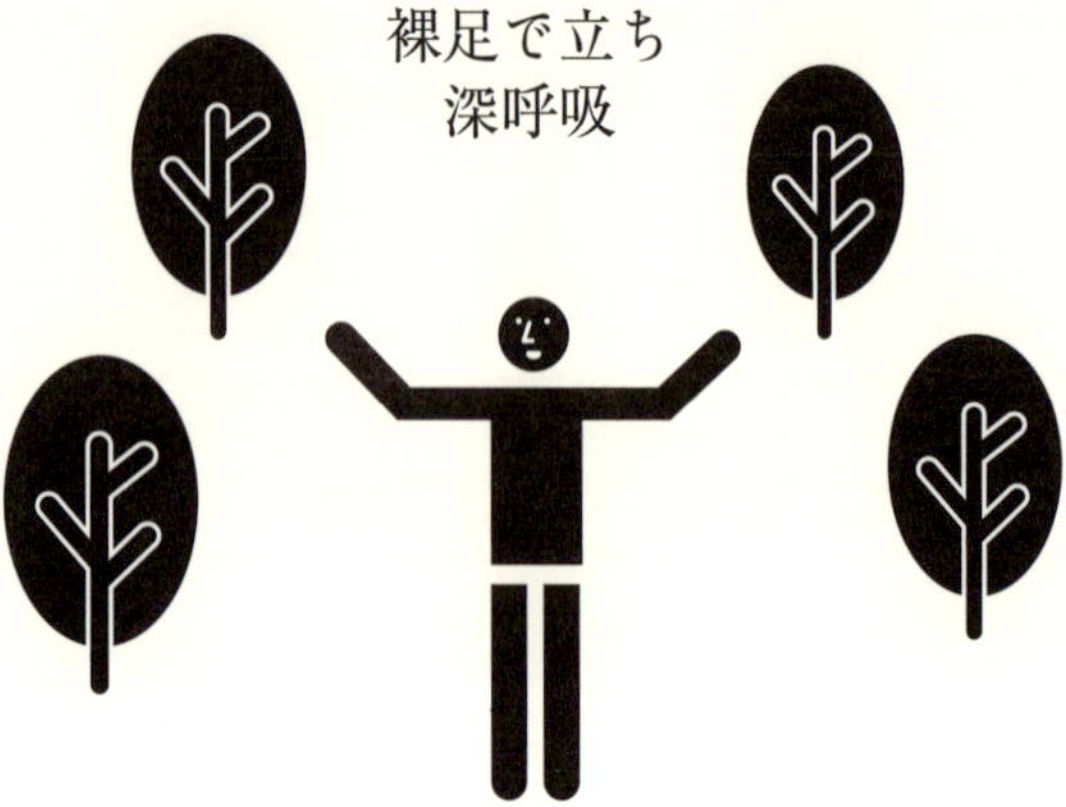

「元気ー天気ー外気」すべてつながっている

換」ができる。緑や山や海が持つ気はとてつもなく大きいので、たびたび出かける機会を持つとよいでしょう。

意図的に環境を変えてリセット

私の知り合いでクリエイティブな仕事をしている人の中に、定期的にサーフィンに出かける男性がいます。厳寒期でも海に行くので、楽しみの範疇を超えていると思うほど。でも彼は、行かなければ体調が悪くなると言うのです。年に数回はサーフィンをしにハワイまで行くし、また別の友人は、たびたび故郷の沖縄に帰ります。

ハワイや沖縄は、東京とは空気も風土もすべて違います。そこに行って気を交換し、循環させる。そうすることで元気になるのは、大地の気と自分の内なる気が、つながっている証でしょう。自分の好きな場所へ行ってのんびりするのは、内なる気をめぐらせるためにもとてもよいことです。

東京のような都会では、土も緑も少ないため天地の気を感じにくくなっています。世界的な大都市を見ると、パリにはブローニュの森やヴァンセンヌの森があるし、ニューヨークでもセントラルパークなど意識的に森が作られています。

日本はそもそも山と緑の国なので、自然があることが当たり前すぎて、都市を造っていくときに緑化が考慮されませんでした。ですから都会に住んでいる人は、時間があればちょくちょこと山や海へと遠出し、天地の気を吸収しに行くといいのです。自然の緑は目も休まるし、植物が持っている気に満ちています。植物の恵みは、人間にとって非常に大きいものです。

◎齋藤孝の「今日からできる養生法」

疲れたときは、緑のある場所へ行こう。

35　脳にも休息が必要

要事なくんば、開くべからず。（巻第五の18）

目からの情報を遮断する

用事がなければ目を開かないほうがいい――。

私たちは寝ているとき以外、目を閉じることは少ないものです。用事がなければ目を開くなというのは無茶な話ですが、実はこれにも一理あります。

人間は、ほとんどの情報を目から取り入れています。目が開いていると、あふれるような情報がずっと入り続けてくることになる。それが気を減らし、心身の疲労の原因となります。そういう意味で、目を閉じるだけでもかなり休まるのです。

私は寝つきがあまりよくないのですが、「目を閉じて横になるだけでも、睡眠に近い休息がとれる」という話を聞き、眠れなくても焦らなくなりました。目を閉じ、横になって静かにしているだけでいい。無理に眠らなくてもいいことに気づいたのです。

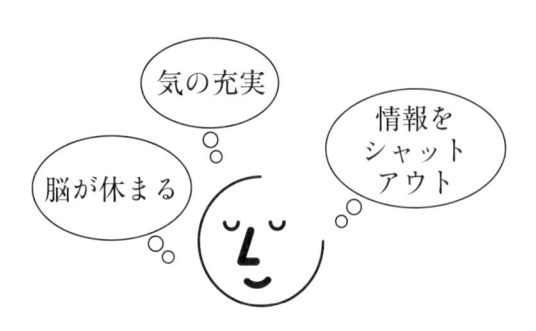

目の休息＝身体、心、脳の休息

それ以来、五分でも静かに目を閉じていると、かなり脳が休まることがわかりました。やってみるとわかりますが、眠ったのと同じくらい疲れがとれて回復できます。

仕事中に目を閉じるのは難しいかもしれませんが、特にパソコンを使う人は目が疲れるので、目の周りをやさしくマッサージした上で「ちょっと一分」目を閉じてリラックスする。目を休ませるというよりも、こうして脳をときどき休ませ、ゆったりと深呼吸をしてからまた再開する。そのほうが仕事も長く続けられると思います。

◎齋藤孝の「今日からできる養生法」

ときどき目を閉じてリフレッシュしよう。

36　丹田に気を集めて心身をととのえる

臍下《せいか》三寸を丹田《たんでん》と云《いう》。（略）養気の術つねに腰を正しくすゑ、真気を丹田におさめあつめ、呼吸をしずめてあらくせず、事にあたっては、胸中より微気をしばく口に吐き出して、胸中に気をあつめずして、丹田に気をあつむべし。（巻第二の48）

日本の文化は「腰肚《こしはら》文化」

臍の下三寸を丹田と言う。気を養う術は、常に腰を正しく据えて気を丹田におさめ、呼吸をしずめていく。ゆっくりと口から息を吐き出し、また丹田に気を集める――。

「臍下丹田」というのは、臍から指三本分ほど下のところ。今はこの言葉を知らない人も多くいるようですが、昭和三十年代くらいまでは臍下丹田を知らない日本人はいませんで

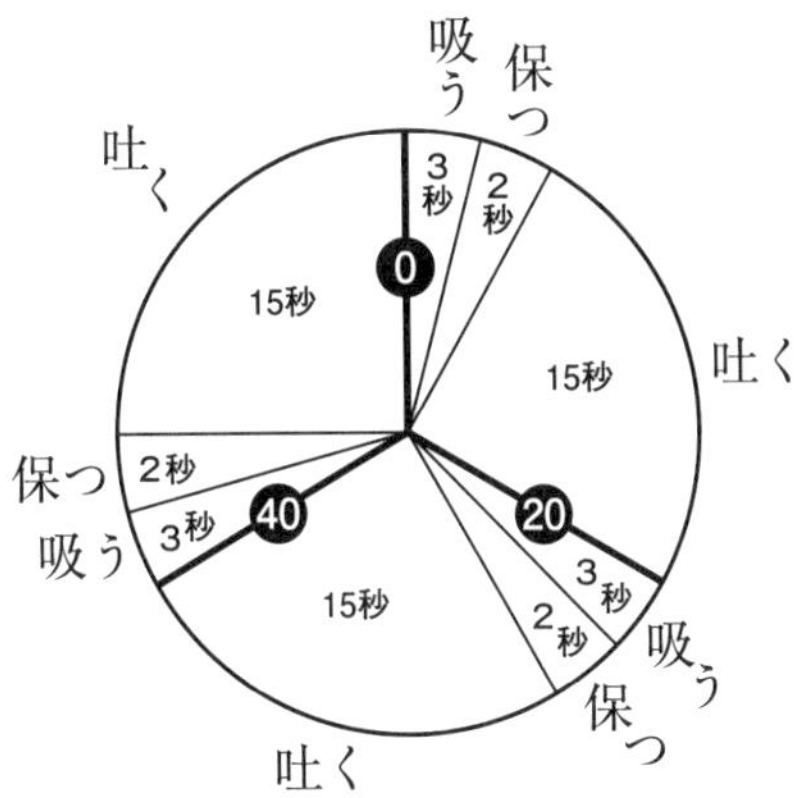

「3・2・15」呼吸法で頭もスッキリ！

した。何をするときにも、気を臍下丹田におさめることが大切だったのです。武士が闘うときにも、職人が技を行うときにも、座禅をするときにも、気を臍下丹田におさめるよう訓練したのです。

「丹田呼吸法」といって、丹田を軸に腹の力をしっかり使って行う呼吸法が日本の生活に根づいていました。そもそも日本の文化は「臍下丹田」の文化、つまり、「腰肚文化」だと私は考えています。

正座をし、着物を着て帯を締めると、否応なく臍下丹田を意識することになります。また、日本舞踊にしろ、茶道にしろ、そのほかの武道にしろ、日本に古くから伝わってきたものは、腰と肚に力を入れなければできません。私もさまざまな武道を経験しましたが、臍下丹田に気を集めて、ゆっくりと吐く呼吸法は、すべてに共通したものでした。

「肚《はら》」という言葉には、「冷静な判断力を持った心の在り方」という意味があります。日常生活においても、腰と肚がピシッと決まると中心感覚が生まれ、軸がぶれにくくなります。腰が定まると肚（心）も定まる。肉体の定まり方と心の定まり方は、常にセットになっています。この感覚が現代の日本人の中に薄れてきているのは、非常にもったいない。

自分の中心を臍下丹田に下ろしていくことを意識し、そこにエネルギーを集めてみましょう。肩のあたりでカチカチに固まっていた力みが抜け、呼吸がゆるやかになり、心も安定してくるでしょう。

齋藤式「三・二・十五」呼吸法

ここで、私がおすすめしている呼吸法について、ご紹介します。

まずは意識を丹田に持っていき、ゆったりとおなかで息をします。このとき、臍下丹田を中心とする身体の軸が、地球の中心とつながっているようなイメージを持ちます。

鼻から三秒息を吸い、二秒丹田の中にぐっと溜めて、十五秒かけて口から細くゆっくり息を吐いていきます。全部で二十秒。たったこれだけのシンプルな呼吸法です。

まずは「三・二・十五」をワンセットとして、六回（二分）続けてみてください。最初は十五秒吐くのが長く感じられるかもしれません。苦しい人は十秒でもいいでしょう。慣れてきたら、だんだん長く続けられるようになります。息を吐く時間を二十秒、二十五秒と、だんだん長くしていきましょう。これが身についていくと、長い時間でも楽にゆるやかな呼吸を続けられるようになります。

多くの人は、ふだん胸だけで浅い呼吸をしています。腰と肚を使うこともなく、上半身だけで呼吸をしていると、息がハアハア上がったり、落ち着きがなくなったり、ある人は過呼吸になってしまったりします。

臍下丹田を身体の中心だと思って、丹田に息を吸い込む気持ちで吸い、また丹田に軽く力を入れる気持ちで吐いていく。この呼吸を続けていくと、焦りや不安が少しずつなくなって心が安定してきます。弓道などの武道では呼吸が非常に大事ですが、ひとつの的に向かって精神を集中させるには、息を細く長く吐き続けることがポイント。長く深い呼吸には、心を落ち着かせ、集中力を生む効果が確かにあります。

「三・二・十五」呼吸法は、いつでもどこでも始められます。これを「呼吸の型」だと思って、できるときに繰り返し行ってみてください。

◎齋藤孝の「今日からできる養生法」

丹田に気を集める「三・二・十五」呼吸法を始めよう。

37　正しい呼吸法で、身体の中から流れを変える

呼吸は人の生気也。（略）是ふるくけがれたる気をはき出して、新しき清き気を吸入《すいいる》る也。新《あたらしき》とふるきと、かゆる也。（巻第二の61）

呼吸の基本は長く吐くこと

呼吸は吐くことが基本です。ゆっくり吐いて吐ききったあとには、自然にまた新しい空気が入ってきます。つまり呼吸とは、「古く汚れた気を吐き出して、新しい清らかな気を吸い込むことであり、新しい気と古い気とを交換する」行為です。

息のじゃまをしないで吐くには鼻からのほうがいいのですが、鼻からの場合、長く少しずつ吐くのは難しい。口のほうが息を吐き出す量を調整しやすくなっています。

「三・二・十五」の呼吸法を行うときも、息をぐっと吸って、いったん止めてから、最初

軽くジャンプして息を入れかえよう！

は口をすぼめて小さく吐いていきましょう。こうすると、長くゆっくり吐く状態を維持しやすくなります。このとき、すべて吐ききってしまう直前でやめ、ほんの少しだけ余裕を持たせます。そうして吸うと、次の呼吸にうまくつながります。完全に吐ききってしまうと、次に吸う瞬間に「ハッ」と勢いよく肩が上がってしまい、せっかく落ち着いていた意識がそがれてしまいます。意識を安定させたまま呼吸を続けるために、少し余裕を持たせることが大事なポイントです。

軽くジャンプして身体をほぐしながら、息を「ハッ、ハッ」と吐くのを私はよくやります。息を入れかえるのにとてもいい方法で、気分も変わります。身体の中に溜まっていたものが吐き出されて、フレッシュな身体になるので、仕事の合い間によくやっています。

吐いて吸って、吐いて吸って、と繰り返す呼吸は、身体の内と外とをつなぐもの。呼吸は、外部と内部の通り道です。新しく吸ったきれいな空気は「私」という身体をぐり抜け、体温や匂いをしみ込ませて外に出ていきます。そして古い空気を吐き出すと、また新しい空気が入ってきます。こうして出たり入ったりして、流れが変わることが重要なのです。外から入り続けるだけでもなく、内から外へ出し続けるだけでもない。双方向の流れがあることが、人間の精神にも実は影響しています。

人にとって「内なる自我」の意識とどう折り合いをつけていくかは、大きな課題です。外から見える自分と内なる自分とのギャップに苦しみ、つまずくこともあるでしょう。そんなときは、内と外を結ぶ呼吸が、ギャップを埋める道具になってくれます。

なぜなら、新しい空気と古い空気の交換を繰り返すことで、人間は外の大きな世界とつながっていると感じるからです。狭苦しい場所にいると息が詰まりますが、森や海のそばに行くと気持ちのいい呼吸ができます。外と内とのつながり、物事の流れと呼吸をつなげて考えていくことで、人はもっと楽に生きられるようになります。

◎齋藤孝の「今日からできる養生法」

気持ちいい場所で、ゆっくりしっかり呼吸をしよう。

38　気をめぐらせ、エネルギーを発散

常に身を労働すれば気血めぐり、食気とゞこほらず、是《これ》養生の要術也。（略）時にうごき、時に静なれば、気めぐりて滞《とどこお》らず。（巻第二の2）

身体を動かすと、気持ちが晴れる

よく働き常に身体を動かしていれば、気と血液がよくめぐり、食べものも胸に滞らない。これが養生の要点である。ときに動き、ときに静かになれば、気が全身にめぐって滞らない――。

特に、家にいるときにはじっとするのをやめ、庭の草むしりをしたり、掃除機をかけたり、犬の散歩をしたり、無理のない労働をするといいでしょう。労働というと激しいものや疲れることを想像するかもしれませんが、自分の身体を使って用を足せばよいのです。

そうすると気や血がめぐり、食べものも滞りません。労働が養生術になるのです。

大学生のころ、私にも鬱屈した時期がありました。何をしても気分が晴れないのです。そんなとき、自分で「気がふさがっているな」と気づいてスポーツを始めてみました。すると、身体を動かすことはもちろん、仲間と話をする時間も増えて、あっという間に気が晴れて改善していきました。

そのときわかったのは、気血がめぐっていない状態に自分で気づくのが大事だということでした。『養生訓』ではしきりに「滞り」や「ふさがり」がよくないと言います。一方で「慎む」と「めぐらす」が重要なキーワードになっています。欲に流されず慎みを保ち、気血をめぐらしていくことが養生につながるのです。

気血がめぐっていないと気づいても、なかなか運動ができない。そんな人には、お風呂でのハミングをおすすめします。お風呂の中は響きがよいので、ハミングをするとどこが滞っているかわかります。四十度くらいの熱すぎずぬるすぎないお湯につかると、身体はリラックスしてほぐれていきます。お風呂の中で「ひびく身体づくり」をやってみましょう。また、肩甲骨をぐるぐる回すだけでも凝りがとれやすくなります。気持ちが鬱々として下を向いているときは、大人も子どもも肩甲骨を大きく回してみましょう。

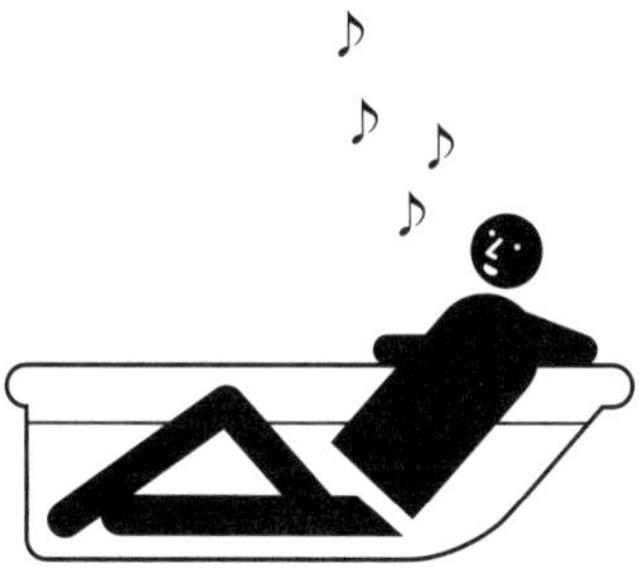

お風呂でハミングすると、ひびく身体に！

心を解き放つ禅スイミング

勤務先の大学に屋内プールができて泳ぎ始めたとき、気血がめぐっていくのを実感しました。それからは、研究しては泳ぐというライフスタイルが定着しました。すると、泳いでいるときのほうがアイデアが湧くのです。

最近は自分で「禅スイミング」と名づけ、早く泳がずにゆったりぽっかり浮きながら泳ぐことを楽しむようになりました。ゆったり泳いでいると呼吸も楽になり、呼吸と動きが一致してきます。一致していないときは呼吸が荒くなるのですが、一致してくるとだんだん気持ちよくなり、気血がめぐっていることを感じられるようになります。水の中でゴボゴボ息を吐くと、滞っていた気が吐き出され、吐くだけで気分がよいのです。

そんなとき気づきます。「人間は吐くこと

によって、めぐっているのだ」と。詰まっていた便秘が解消されると気持ちがいいように、肺の中に溜まっていた空気をすべて吐き出すと気持ちがいい。水泳は泳ぐというよりも、息を吐ききって水の中で胎児のような快感を得るものと発想が変わり、早く泳がなければという強迫観念から解放されました。「早く進もう」というところから一度離れ、「めぐらす」という意識で泳ぐと、頭脳労働との相性がいいようです。

現代のサラリーマンはデスクワークがほとんどなので、気血が滞ることも多いでしょう。自分でその滞りに気づくと、意識してめぐらせることができます。ただ、忙しさにまぎれて滞りセンサーを放置してしまうと、途中からセンサーそのものが働かなくなります。滞りに気づかなくなると危険です。そうなる前に、気晴らしをしたり、気をめぐらせて、自分のエネルギーを発散させましょう。

◎齋藤孝の「今日からできる養生法」

滞りに気づいたら、まずはお風呂でハミングしよう。

39　身体をさすってリラックス

導引《どういん》の法を毎日行へば、気をめぐらし、食を消して、積聚《しゃくじゅ》を生ぜず。（巻第五の11）

手当ての効用

導引の法を毎日行えば、気の流れがよくなり、食べものもよく消化して、癇癪《かんしゃく》を起こさない――。

導引の法とは、古来から伝わる体操と考えるとよいでしょう。自分で自分をマッサージするような気持ちで行うと、滞りがとれて若々しい身体を保てます。

まず、朝起きたら布団の中で足を伸ばし、夜の間に溜まった気を口から吐き出して、座ります。頭は天を仰ぐようにして、両手を組んで前方につき出し、ゆっくり上げていきます。その後、左右の手でうなじを代わる代わる押します。首をすくめるように両肩を上げ、目を閉じてバタンと下に下ろす動作を三回繰り返します。

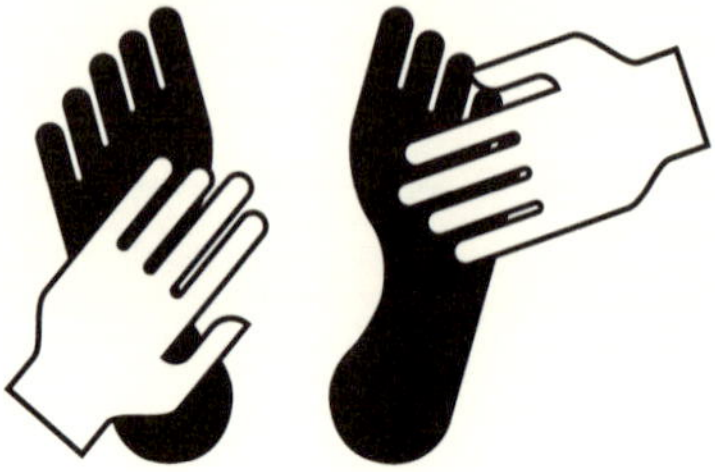

こまめに身体をさすって、ほぐしていこう

それから顔を両手でなで、目頭から目尻にかけて何度もなで、鼻は両手の中指で六〜七回なでます。簡単に言えば「全身をさする」とよいのです。特に、首のあたりは心配事が溜まると固くなっていくので、よくほぐしましょう。

また、肩甲骨などの大きな関節や股関節をよく伸ばすことも大事です。ストレッチのような感じです。手を組んだり、肩甲骨を回したり、全身をなでさすることを導引ではとても大切に考えています。

中でもおもしろいのは、足の裏の土踏まずの中心部にある「湧泉《ゆうせん》の穴」のツボです。片方の足の五指を手でにぎり、湧泉の穴を左手で右をなで、右手で左をなでます。足の裏をなでさすっていると、足の病にかからず、のぼせを下し、身体のめぐりをよくするのです。

特に足裏のマッサージは、朝夕繰り返すことで足の痛みが治ると書かれています。当時は電車や車などはなく、移動手段はもっぱら歩くことでした。江戸の人たちは、遠出をするたびに足の痛みに悩まされたのでしょう。しかし、こうして足裏をなでることで健脚を保ち、毎日の疲れを落としていたのです。

◎齋藤孝の「今日からできる養生法」

全身をさすって、一日の疲れを落とそう。

40　接して漏らさず

四十以上の人は、交接のみしばしばにして、精気をば泄《もら》すべからず。（巻第四の65）

年齢に合わせたセックス

かの有名な「接して漏らさず」の教えです。『養生訓』を隅々まで読んでも「接して漏らさず」と、ずばり書いてある項は見当たりません。もっとも近いのがこの一文です。「四十歳以上の人は、セックスはしても射精をしてはいけない」。そうすれば、情欲は満足させることができ、精気も保てるというのです。

こういうところまで養生だと言及しているのが、『養生訓』のおもしろさです。養生を人生のトータルなものとして捉えているのです。

単に性欲やセックスというのであれば、現代においては刺激の一部です。しかし益軒はそう考えてはいません。養生とは、身体全体とどうつきあうかです。その中にセックスが

益軒流　年齢別交接の回数

20代	4日に1回
30代	8日に1回
40代	16日に1回
50代	20日に1回
60代	1ヶ月に1回 （ただし体力がある場合）

精気を保つことも、養生のうち

含まれており、養生のための身体との向き合い方を説いているのです。

『養生訓』には「精気を漏らすべからず」とか「精気動かずして」という言い方がたびたび登場しますが、これは男女のセックスが、身体の精気を保つことに関係することを示しています。

「生気」と「精気」は少し違います。生気が、生きるために必要な気のめぐりだとすると、精気は「精力」とか「精がつく」という言葉に近いものです。男性でも女性でも同じこと。その一番はっきりとした教えが、四十歳を過ぎたら「精気を漏らすべからず」なのです。

四十歳はまだ血気盛んな時期なので、情欲を絶つことは難しいのですが、この方法なら情欲を無理に制することなく精気を保つことができる、とあります。漏らすことは気の消耗になりますが、漏らさなければ身体全体の精気が保たれる。また、老年になって「精気を漏らす」ことは、大いに害となるとも書かれています。

正直言って私には、これがいいのか悪いのかはわかりません。しかし道教の中にも、このような房中術は説かれています。精力や精気というのは、フロイトでいえば「リビドー」に近いもの。このエネルギーを自分自身で感知しながら、情欲を満足させ、精気を保ち、衰えてきたら補うようコントロールする。年齢と共に、変化していく感覚と上手につきあうということでしょう。

◎齋藤孝の「今日からできる養生法」

セックスも養生と考えよう。

41　病気を防ぐために薬を飲む

凡《およそ》薬と鍼灸《しんきゅう》を用《もちい》るは、やむ事を得ざる下策なり。（巻第一の15）

現代の薬は使いよう

薬や鍼灸に頼るより、自分で食べすぎに気をつけ、色欲を慎み、よく身体を動かしていれば、元気な身体でいられると益軒は言います。だから「薬や鍼灸を使うことになるのは、やむを得ない下手な手段と言わねばならない」と言いきっています。確かにその通りですが、現代においては少し事情が違います。薬を飲むこと、飲んで病気を予防することも、大事なことだと私は考えています。

たとえば骨粗しょう症になり、転んで足を骨折してしまうと、その後寝たきりになるケースがよくあります。そのため、カルシウムなど予防薬を飲んで骨を強くするのが、日本の高齢者の課題です。このような薬は、江戸時代には考えられなかったものでしょう。

また、江戸から明治にかけて、人々は脚気に悩まされました。陸軍軍医だった森鷗外は、効果があるとされていた麦飯に否定的で、間違った説を立てたため大変なことになってしまいました。麦を食べるとビタミンが補給され脚気に効いたはずですが、鷗外は「科学的根拠がない」と言って大議論になったのです。

しかしこのような問題も、ビタミン剤ができると解消されていきます。『養生訓』が書かれた昔のほうが身体によい生活をしていたというわけではなく、実際は平均寿命が延びている今のほうが、よいこともたくさんあります。生活に注意するのはもちろんですが、「薬は使いよう」だと思います。

自分の身体は唯一無二のもの

ただし薬は、自分の身体に「合う」「合わない」の差が激しいもの。私自身、医師から処方された薬を飲んで、フーッと息が漏れるような症状になってしまったことがありました。そのとき、先生は「では、薬を変えましょう。ほかにいくらでも違う薬がありますから」と言って、違う薬を出してくれました。新しい薬は息が漏れることもなく、よく効いて問題もありませんでした。

主な成分は同じであっても、薬によって少しずつ内容が違う。効果も副作用も微妙に違うのです。薬は自分に合うか合わないかが非常に大事なので、合わない場合にはすぐに医師に伝えることが重要です。花粉症の薬などでも、人によっては強すぎるとか効かないと

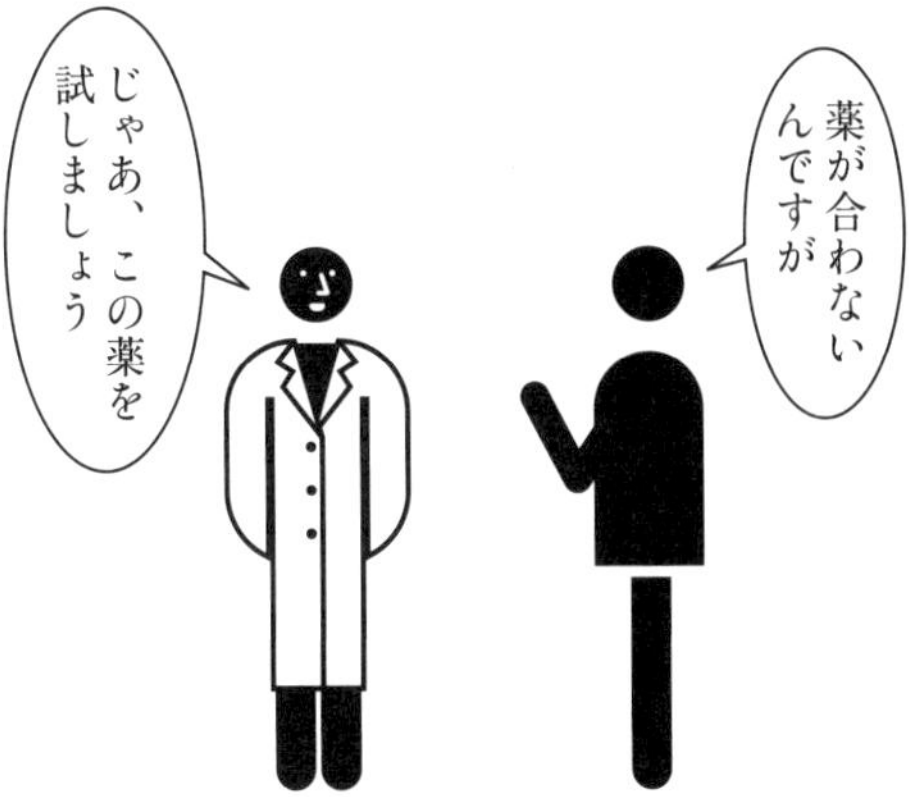
薬が合わないんですが
じゃあ、この薬を試しましょう

薬が合わないときは我慢せず、医者に相談

か、反応は異なります。

私は数年来、皮膚のアレルギーに困っていたのですが、先日医師を変えて、そこですすめられた薬で劇的に全快しました。

人の身体は驚くほどに、人によって差があるもの。そういう意味で、自分の身体は自分にとって何よりの実験台です。無限に生きるわけではないので、副作用がなくて負担がかからない薬を見つけるため、自分の身体のセンサーに敏感にならなければなりません。そしてどの薬が効くか、自分で覚えていることが大切だと思います。

◎齋藤孝の「今日からできる養生法」

薬は乱用せず、自分に合った薬を探そう。

42　薬を上手に飲んで体調をととのえる

良医の薬を用るは臨機応変。

（巻第七の4）

偏った考え方はやめる

良医が薬を処方するときは、臨機応変である――。

これは現代でも当てはまります。よい医者であれば患者の話をよく聞き、そのときどきの症状に合わせて薬を選んでくれるでしょう。

今の時代は薬に対しての考え方が、人それぞれに違います。漢方薬しか飲みたくないとか、化学薬品は嫌いだという人もいますが、それは偏っていると思います。現代医学が進んできたから、寿命はここまで延びてきた。もう少し臨機応変にいろいろなものを受け入れたほうがいいと思います。

たとえば私は、あるとき頭痛を我慢していました。一日たっても治らないので、仕方なく鎮痛剤を飲んだらすぐに治りました。一日悩んでいたことが、何の問題もなく解決した

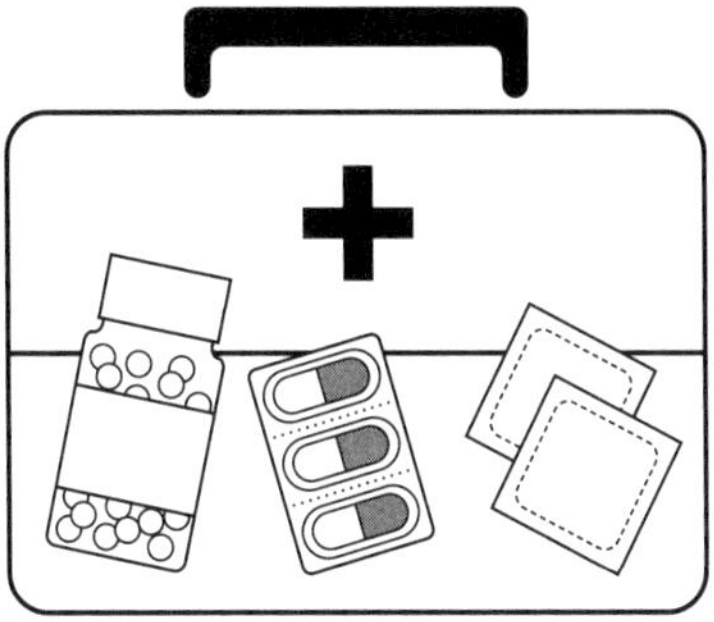

自分専用の薬で、病を防ぐ

のです。もっと早く飲めばよかったと思いました。

胃が荒れる心配もありますが、そういう症状が出る人は胃薬も一緒に飲めばいい。その後は、かかりつけの医師に鎮痛剤や胃薬を多めにもらい、頭痛が出たときには自分で飲んで様子を見るようになりました。

自分の身体は自分で管理

最近は病院や薬局で薬の説明が丁寧に行われ、何に効くか、どんな副作用があるかをプリントして渡してくれます。せっかく丁寧な説明をしてくれるので、飲む側も「効いたか、効かなかったか、副作用は実際にあったか」などをメモしておくといいでしょう。

そうすれば、花粉症の人なら次のシーズンがやって来たときに「去年はこの薬が効いたので同じものでお願いします」と頼むことができます。もちろん、医師に任せる部分はあってよいのですが、自分の身体は自分で管理するもの。少しずつ自分の身体に効く薬を知っておくとよいでしょう。

私は常に、漢方胃腸薬や、市販の風邪薬、葛根湯などいくつかの薬を持ち歩いています。薬以外にもサプリメントのようなものなど、「これを飲むと調子がいい」という薬をセットにしています。そうして体調に合わせて量を加減しながら飲んでいます。凝りや疲れに軟膏が効く人はそれを持ち歩くといいし、湿布薬が必需品ならセットの中に加えればいいのです。

そして、身体のことなら何でも相談でき、薬も出してくれる内科のドクターを近くに持つことも大切です。

◎齋藤孝の「今日からできる養生法」
自分専用の薬セットを持ち歩こう。

43 その医者は養生を教えてくれるか

其術をつとめまなばずんば、其道を得《う》べからず。其術をしれる人ありて習得《ならい》ば、千金にも替《かえ》がたし。（巻第一の25）

ホームドクターのすすめ

心してその術を学ばなければ、その道の習得は困難であろう。もしその術を知っている人から直接学ぶことができれば、千金にもかえられないと言えるだろう——。

人にはなすべきわざが多くあり、それを行う道を「術」と言います。おもしろいのは、「小さく卑近な芸能であっても、術を学ばなければ何もできない」と書いてあるところです。また「蓑を作ったり傘を作ったりする術も、小さいことではあるけれど、習わなければ習得することはできない」ともあります。

まして人の身体はきわめて重要で、養生は貴重な術なのに、「師もなく、教えもなく、どうして天寿をまっとうすることができようか」と益軒は説きます。江戸時代は今ほど健康ブームではなかったし、人が身体に意識を向けて学ぶことがなかったため、養生をきちんと学んでほしいと声を大にして言いたかったのでしょう。

では、養生の先生とは誰でしょうか。『養生訓』の本も、一種の先生となり得ます。また、当時で言えば漢方医なども養生の先生でしょう。現代においては医者がひとつの師となります。しかし、体調が悪くなったらとりあえず診《み》てもらう程度の医者では、師にはなりません。ただし「主治医」や「ホームドクター」となると話は別です。

イギリスなどでは、ホームドクターというシステムが普及しているようです。「最近どうしていますか。コーヒーを飲みすぎていませんか?」などと、生活の細かいことまで質問し、相談に乗ってくれます。いつでも近くにいて、自分や家族のことをよく知っていて信頼できる。このようなお医者さんなら、こちら側の情報も把握してくれているので、養生の先生となってくれるでしょう。困ったときだけ診てもらうのでは、お医者さんも養生術など教えることはできません。

お医者さんとよい人間関係を築く

私は同じ歯科医に長く診てもらっています。以前住んでいた家の近くにあり、今では通うのに一時間ほどかかるのですが、二十五年以上のつきあいになります。私の子どもも同じクリニックに通っており、家族でお世話になっています。ずっと診てもらっているため

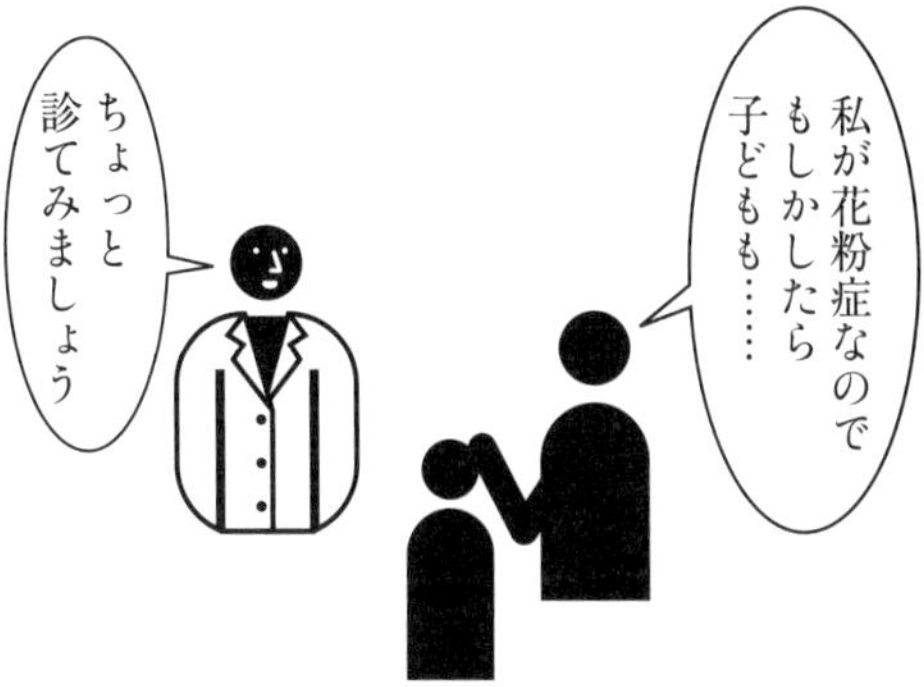
私が花粉症なので
もしかしたら
子どもも……
ちょっと
診てみましょう

ホームドクターの存在＝家族の養生

「このまま何歳になってもがんばりましょう」と励まされます。長年の歴史があり、固有の情報がある。そうなってくれれば、養生のアドバイスをもらえます。

長く通って相談しやすいお医者さんを、ひとり持つとよいのです。いいお医者さんとは、なんでも相談しやすい人柄で、よきアドバイスをくれる人。そんな人とよい人間関係を築いていくことが、養生における師をつくることにつながります。

◎齋藤孝の「今日からできる養生法」

長く通えるかかりつけのお医者さんを見つけよう。

44　寿命は医者で変わる

上医は病を知り、脈を知り、薬を知る。

（巻第七の1）

よい医者の選び方

東大の医学部の先生と対談をしたことがあります。漢方についての対談だったのですが、「最近の医者は触診をあまりしなくなった」とおっしゃっていました。手でふれてわかる情報は多いのに、それをやらなくなっているというのです。

すぐれたお医者さんは、脈をとったり、身体をぽんぽん叩いたりすることで、相当のことがわかるそうです。お医者さん自身が身体で得る感覚がある。その身体感覚は非常に繊細なものだと言います。私の漢方の先生は、「舌を出して」と言って舌を診て判断をしています。

漢方医でも西洋医でも、触って感じるものを大事にしている人が多いはずですが、最近の若い人はそういうことをしなくなった。だから、自分はその指導を改めてしているのだとおっしゃいました。手でふれる感覚というのは、とても大切なことなのです。

もう終わってしまいましたが、NHKの「総合診療医 ドクターG」という番組が好きでした。ドクターGの「G」はジェネラルの頭文字で、総合診療医という意味です。研修医の若い先生が四人登場し、再現ビデオを見ながら「この病気は何か」ということを推測していきます。「顔色がよくない」「こういうときに目まいがした」「食生活はこんな感じ」「歩き方はこうなっている」と、次々に映像から情報が与えられます。

最初、研修医たちの意見はバラバラで、まったく違う病名が出てきます。それを、経験値の高い指導医師がヒントを出しながら導いていくのです。

診断を誤ると、その後の処置はまったく違

医者選びのコツ
・よく話を聞いてくれる
・不安や不満を取り除こうとする
・わかりやすく説明してくれる
・積極的に触診する

積極的に医者と関わっていこう

ってきます。診断は、医者によってこれほど違うのかと驚かされます。ところが経験値の高い先生は、その病気をスパッと見抜くことができます。見抜くためには、膨大な知識と経験が必要です。同じ症例に出合ったことがないとわからないときもあります。経験値の少ない、勉強不足の人では診断自体を見誤ることがある。やることすべて裏目に出てしまうこともあるのです。

最近はセカンドオピニオンという言葉も知られ、複数のお医者さんに診てもらったほうがいいと言われます。それほど診断というものは難しい。誰が診てもはっきりわかる病気もありますが、そうではない病気も多いので、かかる医者を選ばないと、診察自体が不安なものになってしまうのです。

また、医者は病気を見抜く力が大事ですが、コミュニケーション力も重要です。相手の言葉を上手に引き出すことで、それを診断のヒントにしていくからです。特に、かかりつけのお医者さんは、何でも話ができる内科医を選ぶとよいでしょう。

◎齋藤孝の「今日からできる養生法」

診断が不安なときは、セカンドオピニオンを確保しよう。

コラム

江戸っ子の経済循環

人の身体は「気を循環させる」ことが大事なポイントです。これは身体だけでなく、すべてのものに言えます。

食べものも循環であり、水も循環であり、空気も循環。めぐりめぐっていく中に、自分の身体がある。大きな命の循環の中に、人は存在しているのです。

経済も同じこと。みんなが貯め込んでいるとお金は循環せず、死んでしまいます。個人としては安心できても、社会全体はコレステロールが溜まるように不安要素が大きくなります。

消費が冷え込むというのは、身体にたとえると低体温で血液どろどろの状態です。日本の経済をひとつの身体だとすると、経済を循環させなければなりません。食事をしたら散歩をして消化を促すように、お金を儲けたら使わなくてはならないのです。

江戸っ子は「宵越《よいご》しの銭」を持ちませんでした。実際には「持てない」ということもありましたが、金銭に執着することを軽蔑し、こまめにお金を使っていたのです。江戸時代、多くの人の稼ぎは日銭のようなものでしたが、もらったらすぐに使いました。少しは貯蓄をしたらどうかと思うほどですが、老後の心配をするほど長生きをすることもないし、栄養のあるものでも食べたほうが得という考えだったのです。

ところがそうやってお金を細かく回すことで、江戸にはたくさんの商売が成立しました。だんご屋、そば屋、どじょう屋、寿司屋など、外食産業も花盛り。それによってお金がくるくると回り、みんなが潤っていたのです。宵越しの銭がなくなるほど使うのは不安ですが、ある程度は社会のために使って、回していくことが大事ではないかと思います。

たとえば味のよいレストランでも、最近はお客さんが入らなくなっている店はけっこうあります。そういう店を援助する気持ちで食べに行く。みんなが財布の紐を締めすぎると、社会全体がどんどん冷え込んで、仕事もなくなってしまいます。お金は健全に回すことが大事です。

嘘かまことかわかりませんが、「お金を貯めすぎると、健康が損なわれる」と聞いたことがあります。占いのような考えかもしれませんが、社会の循環の中に自分が生きていると考えると、それは当然のことのようにも思います。

俳優のジャッキー・チェンさんは莫大な財産を持っていますが、子どもには基本的に遺さない道を選びました。すべて慈善活動に使うことを宣言したのです。彼には息子がいますが、「自立して稼げるようになっているので心配いらない。人間的にも大丈夫。お金は残さなくてもいい」と語っています。

たまに散財し、お金を上手に回すというのは、社会の健康を保つ秘訣。ただし今の若い人は散財できるほどお金を持っていません。若い人にお金が回る仕組みを作ることも、今後の日本の課題ではないでしょうか。

（参考文献『大江戸生活事情』石川英輔／講談社文庫）

第五章

年を重ねるほど「ほぐれる」生き方——人生の楽しみ

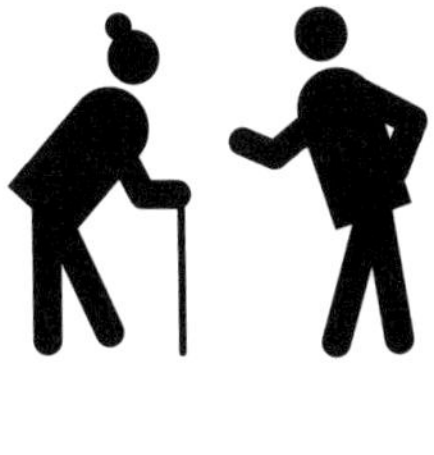

45　よく生きるには、よく働きよく学べ

長生《ながいき》すれば、楽《たのしみ》多く益多し。日々にいまだ知らざる事をしり、月々にいまだ能《よく》せざる事をよくす。この故に学問の長進する事も、知識の明達なる事も、長生せざれば得がたし。（巻第一の19）

長生きすれば学びが深まる

長生きすれば、楽しみが多く、それだけ益も多い。これまで知らなかったことを日々に知り、月月にいままで不可能であったことも可能になる。だから、学問知識の進歩発達は、長生きしなければ得られないのである――。

「人生は五十歳くらいにならないと、血気がまだ不安定で知恵も開けない」とも益軒は言います。歴史的知識にも疎いし、社会のこともわからない。五十歳を過ぎて、ようやくわ

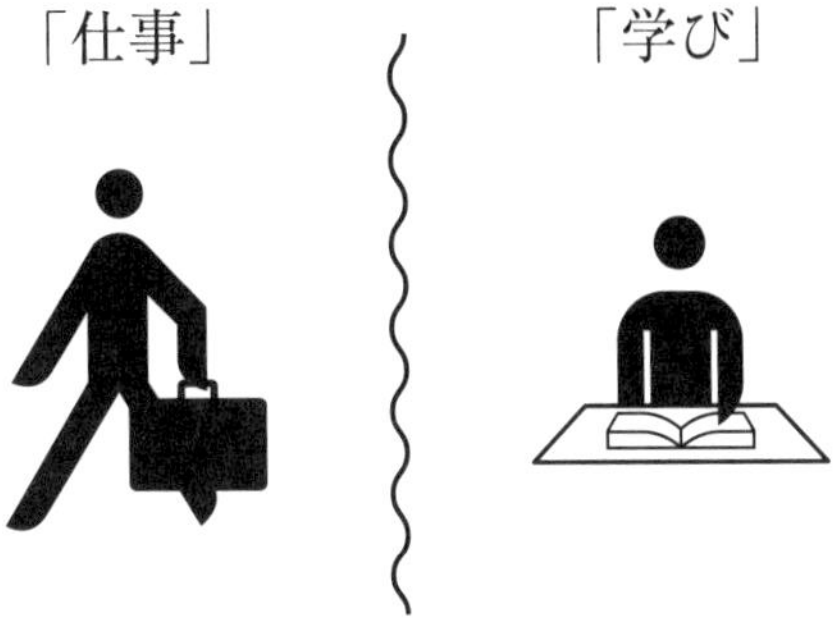

元気の秘訣は「仕事」と「学び」

かってくることがあるというのです。

江戸時代は人生五十年と言われ、五十歳までに亡くなる人が多くいました。にもかかわらず、「五十歳からようやく開けてくる」とは厳しい話です。しかしこれは、現代人にとっては明るい話でもあります。

たとえば、大人になってから湧いてくる興味はいろいろあります。古代ギリシャや仏教や宇宙について学びたい……。そんなことを思っても、本気で学ぶには時間がかかります。特に、若くて仕事を持っているうちは、なかなか時間をとることができません。

それでも、若いうちから何か学ぶ習慣を持っていると、年をとってから、むなしさを感じなくて済むのです。自分が好きな分野を学んでいると、前を向いていられますし、心の支えにもなっていきます。

学びは心の支えになる

「将棋の世界は奥が深く、尽きないほどに学ぶことがある」と言ったのは、羽生善治さんです。羽生さんは将棋史上最強の棋士です。そんな人が、あの小さな盤上で起きることをこのように言うのですから、世界の奥深さは推して知るべし、です。

学ぶ力の強さは、一定以上の深さに潜り込めるかどうかだと思います。たとえば海の中には、十メートル、二十メートル、三十メートルと、潜っていった場所にしか棲まない生物がいます。羽生さんなどは、日本海溝みたいな深海に潜っているのかもしれませんが、潜れば潜るほどおもしろい深海魚がいて、それを発見する楽しさがあるのでしょう。

高齢になっても精力的な研究を続けたのは、故白川静さんです。漢字の研究から始まって、古代の中国社会についても学びを深めていきました。

高齢になっても元気に生きる秘訣は、まずは働いて自分で少しでも稼ぐことでしょう。そしてもうひとつは、学ぶために費やす時間があること。「学ぶ」ことと「長生き」は、セットで考えると楽しくなります。

◎齋藤孝の「今日からできる養生法」

何かひとつでも掘り下げて、学んでみよう。

46　正しい三楽

およそ人の楽しむべき事三あり。一には身に道を行ひ、ひが事なくして善を楽しむにあり。二には身に病なくして、快《こころよ》く楽むにあり。三には命ながくして、久しくたのしむにあり。富貴にしても此三の楽なければ、真《まこと》の楽なし。（巻第一の22）

お金より、この命が大切

「人生の三楽」は、有名な話です。

元々、孟子も「三楽」について語っていました。ただし、益軒の三楽とは少々内容が違います。孟子の三楽は「一、一家の無事息災」「二、心にやましいことがない」「三、英才教育で優れた才能を育てる」というもの。また、列子も三楽を語っており、「一、人間として生まれたこと」「二、男子として生まれたこと」「三、長生きしていること」というものです。こうして三人の三楽を並べて見ると、益軒の言葉が私の心には一番響いてきます。

一、道を行い、心得違いをせず、善を楽しむこと。

二、健康で気持ちよく楽しむこと。

三、長生きして、長く久しく楽しむこと。

そして「いくら財産を持っていたとしても、この三つがなければ意味がない」と益軒は結びます。これは、震災を経験したあとの日本人なら、誰もがうなずく話ではないでしょうか。阪神・淡路大震災のときもそうでしたが、東日本大震災のような大きな災害を経験すると、当たり前に生活できて、健康で暮らせることがどれほど大事か気づきます。

人が生きていく楽しみは、「命」なくしては語れません。その命の尊さを振り返るという意味では、今は重要なタイミングです。バブル期であれば、このような三楽を並べたところで、人の心に響かなかったでしょう。しかし命あってこそ、という基本を忘れてはだめだと思います。

シンプルに生きる

私はＮＨＫの「世界ふれあい街歩き」という番組が好きなのですが、見ていると、どこの国のどの町でも、自分の町が一番だと人々は口にします。映し出される場所は貧しい地域もあって、「ここは貧乏すぎてどうにもならんよ」などとおじさんが語るのですが、「それでもやっぱりこの町が一番」と言っている。

その土地に生まれ、その土地の風土の中で育まれ、「ここは魚しか捕れないけど、釣竿しかないけど、仕事も暇だけど、この町は最高さ！」なんて言う。そんな人は、人生の三楽を押さえていると思うのです。悪いことをせず、健康で、気持ちよく、明るく過ごしている。貧しいと言ってもそれほど短命ではないので、三楽の条件が揃っています。

日本は世界一の長寿国ですが、気持ちまで老化してしまった部分があるように感じます。物が豊かにありすぎて、何をどう味わってよいのかわからない。満たされている気持ちも少ない。その点、貧しくてもシンプルに生き

人生の三楽

① 道を行い、心得違いをせず、善を楽しむこと

② 健康で気持ちよく楽しむこと

③ 長生きして、長く久しく楽しむこと

命を大切にする気持ちが一番大事

ている人たちは、大切なことを身体でわかっています。

人の命は、偶然の連鎖で生まれます。高校生のころ、たまたま一時間だけ教えに来てくれた先生がいました。教室に入るなり、「どうしても君たちに伝えたいことがあるんだ」と言いました。黒板に長い一本の横線を書き、左端に宇宙誕生の印をつけ、そして右端のギリギリのところへ行って「地球が生まれて生命が誕生したのがここで、今はこの一瞬なんだ。自分はこのことを知って人生観が変わった。だから、みんなにも知らせておきたい！」と、悠久の時間と人生の短さについて語りました。

長い宇宙の歴史からすれば、人の命は一瞬を生きて死んでいくかげろうのようなはかないものです。そこに思い至ると、お金や財産などでなく、命を大切にする気持ちが一層強くなります。

◎齋藤孝の「今日からできる養生法」

命あってこそ人生を楽しめると感謝しよう。

47　自分を楽しませる術を身につける

年老ては、さびしきをきらふ。（巻第八の11）

偏愛マップを作ろう

年をとってから寂しい思いをするのはよくない――。

そのときのためにも、寂しさをまぎらわすものを自分で用意しておきましょう。年を重ねた人同士は、暇な時間を共有できます。市民大学のようなところで勉強したり、散歩を楽しむ会に参加したり、短歌や俳句をやってみたり、なるべく人と会う機会を作るとよいでしょう。

私が市民大学で教えていたときも、生徒さんのほとんどはご高齢でした。私が一方的に教えるのではなく、みんなで話し合うような授業内容にしたら、生徒さん同士がとても仲よくなりました。

あるとき「好きなものマップ」を書いてもらうと、「フラメンコギターが趣味」という

齋藤孝の偏愛マップ

食べ物
鴨南蛮
そば
和菓子

場所
沖縄
露天風呂

リラックス
犬の散歩
チェロの演奏
漢方
鍼
サンタ・マリア・ノヴェッラのオイル

作家
辛酸なめ子
土屋賢二
森見登美彦

俳句
小林一茶
加藤楸邨

詩・短歌
谷川俊太郎
河野裕子

画家
セザンヌ
ユトリロ
藤田嗣治

雑誌
Number
サライ
Pen
週刊ダイヤモンド

グッズ
ストップウォッチ
4色ボールペン（シャープペンシル付）
能率手帳

テレビ
5時に夢中！
マツコ＆有吉の怒り新党
世界ふれあい街歩き
美の巨人たち
海外サッカー
マツコ・デラックス
おぎやはぎの「小木」

海外ドラマ
グッド・ワイフ
マッドメン
ライ・トゥ・ミー
ミレニアム

人がいました。次の授業のときにはその人がギターで演奏してくれました。また、放浪好きで思いつくまま電車に乗って東京から山梨のほうまで行く人もいて、人生を豊かに過ごしている人がいることを知りました。

誰かと語らうときには、自分の好きなものを書き出してみると楽しくなります。七十代の人が、子どものころから好きだったことを書き出してみると、B4の紙が何枚にもなります。「こんなに好きなものがあったんだな」と思い返すと楽しくなって、「久しぶりにやってみるか」と、若い時代の趣味を再開することもあります。好きなことを考えていれば、社会に対しても肯定的な気持ちになってくるでしょう。

私はこれを「偏愛マップ」と言って、さまざまな場面で使っています。ぜひ、時間のあるときに、地図を描くように好きなものを書いてみてください。本や映画をリストアップしていくだけでも結構な数になるでしょう。「この本が好きだった」「この映画も好きだった」「この音楽が好きだった」「この場所が好きだった」「食べものはこれが好き」などなど、自分が思っていた以上にたくさんのものが出てきます。

年をとってまたその本を読み直したり、映画を見直したり、人と語り合うのもよいことです。心が浮き立つように若返り、怒りや憂いも吹き飛んで、上機嫌になるに違いありません。

◎齋藤孝の「今日からできる養生法」

好きなことを書き出す「偏愛マップ」を作ろう。

48　今日一日を楽しんで過ごす

老後は、わかき時より月日の早き事、十ばいなれば、一日を十日とし、十日を百日とし、一月を一年とし、喜楽して、あだに、日をくらすべからず。（略）**老後の一日、千金にあたるべし。**（巻第八の4）

老後の時間は十倍速

老後の一日は若いときの十倍のスピードで過ぎていくから、一日でも楽しまない日や、むなしく過ごす日があってはいけない。一日が十日、十日が百日、ひと月が一年。老後の一日は千金に値するものである――。

年をとると、一年はあっという間に過ぎていきます。不思議なことに、誰もが「年をとるにしたがって時間がたつのが速くなる」と言います。生活に変化が少なくなってくるこ

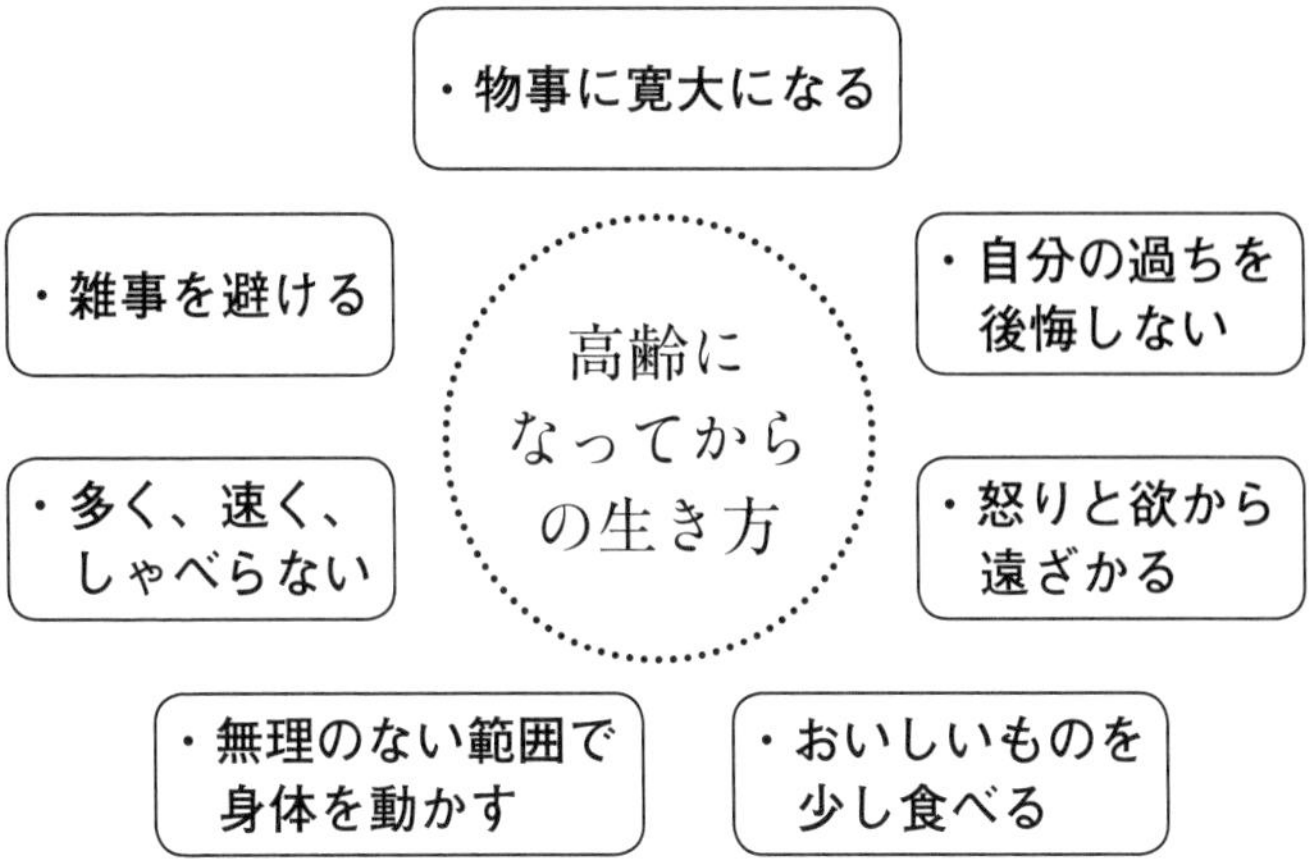

高齢になってからの生き方
・物事に寛大になる
・自分の過ちを後悔しない
・怒りと欲から遠ざかる
・おいしいものを少し食べる
・無理のない範囲で身体を動かす
・多く、速く、しゃべらない
・雑事を避ける

とが関係あるかもしれません。

たとえば小学校の六年間というのは、一年生で入学して六年生で卒業するまで大きな変化があります。そこから四年を加えた十年間を考えてみても、小学校に上がる子どもが十年で高校生になる。変化が激しく、時間の密度が濃くて、一年一年初めての経験ばかりです。「来年は二年生だよ」「もう中学生になるんだよ」「受験だよ」と、子どもは衝撃的に成長していくのです。

それに比べて大人の十年間は、大きく見れば変化はあるにせよ、毎日ほぼ同じことの繰り返しで過ぎていきます。アッと気づけばすぐに十年が過ぎてしまい、その間何をしていたのかも具体的に思い出せないくらいです。そして、そのスピードは年々速くなっていくのです。

年をとって強欲な人は、怒りっぽくなり、子どもを責めたり他人をとがめたりして、晩節を汚してしまいます。周囲の人のためにも、今までよりいっそう節度を保って過ごさなくてはなりません。大切なのは欲を少なくし、おいしいものを少し食べ、身体を動かし、残された一日一日を有意義に過ごすことです。

◎齋藤孝の「今日からできる養生法」

欲を減らし、おいしいものを少し食べ、身体を動かそう。

49　年を重ねるほど、ほぐれ感が大事

怒《いかり》なく、うれひなく、過《す》ぎ去《さり》たる人の過《あやまち》を、とがむべからず。
我が過を、しきりに悔《く》ゆべからず。
人の無礼なる横逆《おうぎゃく》を、いかりうらむべからず。
是皆、老人養生の道なり。（巻第八の6）

年をとるほど上機嫌に

年をとって、怒りっぽくなったり憂いたりしてはいけません。人の過ちを責めてもいけません。また、自分の過ちについて何度も後悔してはいけません。

年をとると、相手を「無礼だ」と感じることが結構あるようです。「言い方が無礼だ」「態度が無礼だ」と、ついつい怒りっぽくなる。人は年老いていくごとに、人気がなくなっていきます。思っているほど人から好かれていないことを自覚し、人の言動や行動にい

ちいち腹を立てないこと。人に対して少しゆるやかに、寛容になる。それが養生の道でもあるのです。

孔子は、「人に対して必要なのは何ですか？」と弟子から質問を受けたとき「恕《じょ》」と答えました。恕とは「おのれの欲せざるところ、人にほどこすことなかれ」ということ。相手の気持ちがわかるようになることや、相手の身になって寛容になるという意味です。

寛容さは、年をとるにしたがって必要になっていきます。三十代くらいでハードに仕事をしている人は、周囲に対して怒りっぽく厳しくなりがちです。しかし、四十代半ばくらいになったら、減速して怒る量を減らし、とげとげしい雰囲気が表に出ないよう、にこやかになったほうがいい。徐々に自分で意識して、やわらかな方向へシフトしていくのがいいと思います。

その方法としては「上機嫌」でいること。ほがらかに、にこやかに、上機嫌という技を身につけるのです。仕事をしていると嫌なこともありますが、努めて声のトーンを明るくすると、上機嫌に一歩近づきます。

かつて新渡戸稲造は、「チアフル（快活な、機嫌のいい）」という言葉で明るく元気に過ごすことを心がけていました。明治時代の知識人は、常に世の中を憂いていたのでしょう。非常に怒りっぽく不機嫌な人が多かった。彼もとても短気だったそうですが、アメリカ社会をよく知っていたので、「チアフル」で機嫌よくいることに努めたのです。そのような

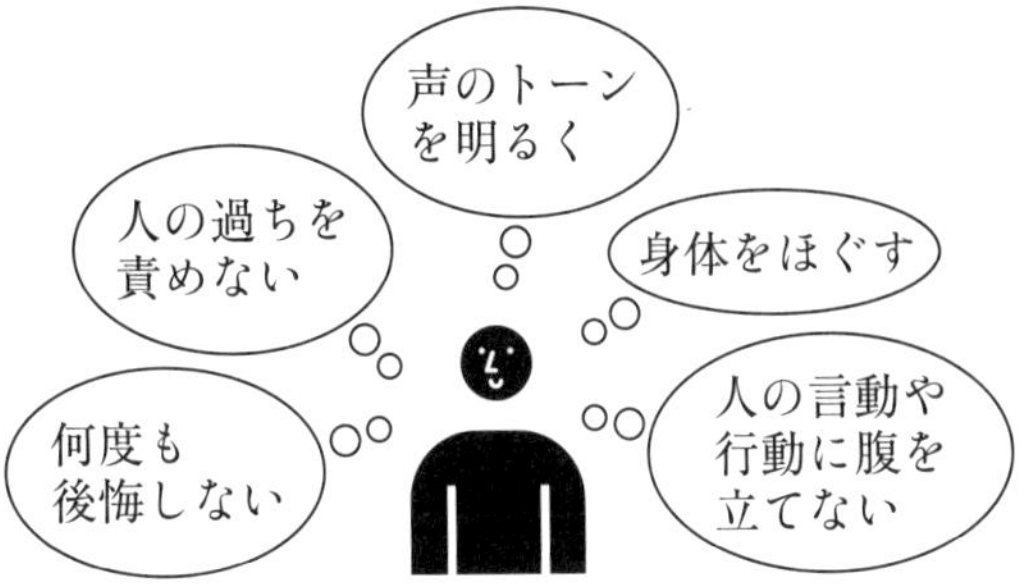
声のトーンを明るく
人の過ちを責めない
身体をほぐす
何度も後悔しない
人の言動や行動に腹を立てない

「上機嫌」という技を身につけよう

状態が、社会的成熟度を示すと感じていたのでしょう。

上機嫌になるには身体をやわらかく

日本人男性は、どうしても年を重ねると上機嫌な雰囲気が減り、ちょっと怖い感じになります。しかし年を重ねていくと、その人自身の才能がどこにあるかということより、不機嫌か上機嫌かのほうが重要なポイントになります。

たとえば三十代四十代ならば、仕事の能力のほうが重要です。上機嫌で仕事の能力のない人より、不機嫌でも能力のある人と組みたい。しかし、六十代を過ぎて怒りっぽい人は、周囲から敬遠されます。怒り始めたら止まらない人は、年齢が上がるにつれ、ますます感情のコントロールが難しくなるからです。

人の言葉が耳に入らなくなり、理由を聞く前に怒り出してしまうと最悪です。「その口のききかたは何だ」「その態度は何だ」と、怒るポイントが随所にあるので、ずっと怒り続けてしまうことになる。そうすると、人気はますますなくなります。ほがらかに機嫌よくしていることが養生の道と思い、機嫌よくふるまう努力をしなければなりません。

私は講演をするとき、途中で必ず体操をはさみます。身体を軽く揺らし、深い息を吐いて、肩甲骨を回してもらいます。するとそのあと、会場全体が笑いやすくなります。特に高齢者の場合は、はっきり変化が表れます。

自分はちゃんと笑えているだろうか？　できていないと思う人は、まず身体を動かしてやわらかくすることに努めてください。

◎齋藤孝の「今日からできる養生法」

機嫌よく、笑って暮らすことを心がけよう。

50　心の楽しみを見つける

年老ては、わが心の楽《たのしみ》の外《ほか》、万端、心にさしはさむべからず。
（巻第八の23）

世界文学で爆笑する

年をとったら、自分の心の楽しみのほかには、何にも気を使ってはいけない――。

笑いはとても大切なもの。テレビを見るときにも、手を叩きながら声を出して笑って見ることを、おすすめします。昔で言えば、「押せば命の泉湧く！　ワッハッハ！」の浪越徳治郎さんのような朗らかさで笑いましょう。笑いの基準を下げて、笑う機会を増やしていく。そんなにおもしろいことなどないかもしれないけれど、何度も笑っているうちに自分自身が変わっていきます。

「ブハハハ！」と大声で笑うと、体がはじけます。「おもしろい、おもしろい！」と手をパチパチ叩くと、それがクセになってちょっとした会議などでも笑えるようになります。

それはたぶん、いいことです。部下を肯定することになるし、場が明るくなるし、養生にもなるのです。笑いは天下無敵だと思います。

私が推奨しているのは、本を読みながら爆笑することです。本に「^◡^」マークを書き込みながら読んでいきます。自分でやり始めたら笑う機会が増えて、本を読むことがますます楽しくなってきました。

最近爆笑したのは『嵐が丘』です。ヒースクリフに笑いが止まらなくなりました。やることなすことおもしろいのです。墓を暴いたり、変なことばかりする。そのキャラクターを愛することができれば、爆笑できるのです。

世界文学は、意外なことに笑いが満載です。ドストエフスキーの『カラマーゾフの兄弟』も、ニーチェの『ツァラトゥストラはかく語りき』も笑うところがいっぱいある。「こんな嫌なヤツ、いないだろ」とか「こんな嘘つき、いないよ」とか「こんなおしゃべりなヤツ、いるわけない」とか、変わった登場人物ばかりなので、ついつい笑ってしまいます。「また出た！」などと言いながら読んでいると、古典的名作も楽しくなります。声に出して笑えるものを持っているのは、大事なことです。

好きな作家、好きな落語家で笑おう

私は土屋賢二さんのエッセイが好きです。こんなふうに年を重ねたいと思わせる脱力感

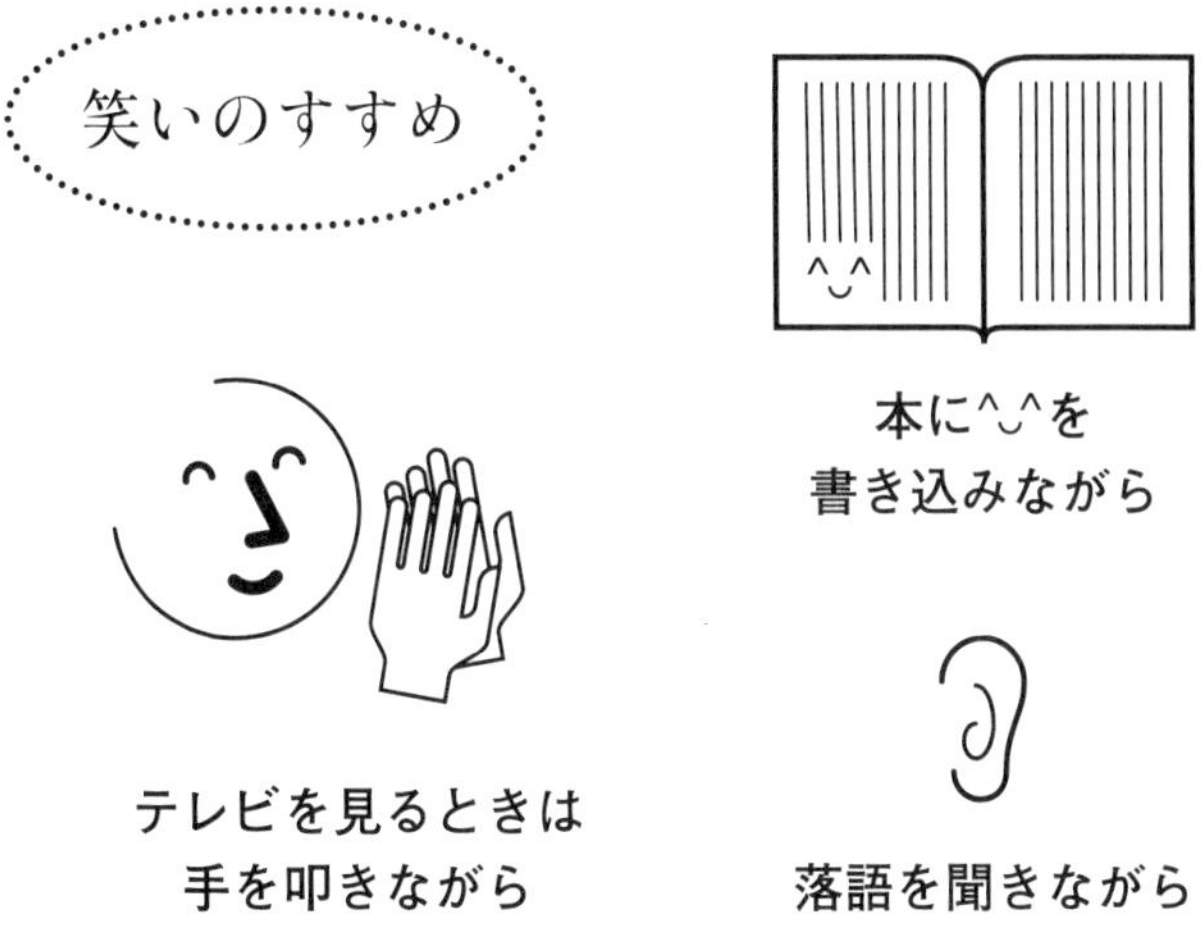

がある。年齢を感じさせない、あの軽やかな飄々とした感じは、どんな作品を読んでも心がほぐれます。中には哲学的なテーマもありますが、「奥さんが怖い」などという普遍的なテーマもあるので、養生にきく本だと思います。

リリー・フランキーさんのエッセイも読んで楽しくなります。辛酸なめ子さんのエッセイも、私は笑えて大好きです。イギリスの作家ウッドハウスの『それゆけ、ジーヴス』などのジーヴスシリーズもユーモラスです。バカな若旦那と頭のいい頑固な執事のユーモアストーリーです。

文章で人を笑わせるのは、非常に難しいことです。それができるのは貴重な作家なので、自分の感性に合った人を見つけたら、片っ端から読んで笑う機会を増やしていくといいでしょう。

江戸、穏やかさ、人情というものが含まれた笑いがほしければ、落語にかなうものはありません。CDやDVDが出ていますから、好きな落語家のものなど、いろいろ聞いてみるといいでしょう。すでに亡くなっている落語家の作品もたくさん出ています。

志ん生の落語を聞きながら眠りにつくのは、養生に最適なのではないかと思います。実際に聞いていると、その落語家に口調が似てきて、しゃべりの間がよくなったりします。いつの間にか、自分の怒りっぽさも消えていくことでしょう。

◎齋藤孝の「今日からできる養生法」

声を出して、笑おう。

コラム

進化した「ネオ江戸時代」へ

東日本大震災のあと、人々は今までのライフスタイルとは違う豊かさを求めるようになっています。電力をばんばん使い、たくさん消費するのではなく、もう少し小さなバランスで小さな経済を循環させていくことを考えてもよい時代です。

「ガラパゴス」という言葉に象徴されるように、日本の機械は独自に進化してきました。今は世界の本流でなくても、ゆくゆくはその独自性が価値を持つ時代が来るのではないかと感じます。インターネット社会となり、グローバル化がいきすぎて、全世界が似てきている今、日本はもっと独自の進化を遂げてよいのではないでしょうか。

ガラパゴスというと進化に取り残されたイメージですが、デザイナーの佐藤卓さんと「それを〝ジャパン〟と呼ぼう」と話しました。ほかの国とは違う独自の進化を遂げたものを「ジャパン」と呼ぶのです。

たとえば、お尻を洗ったり、便座が勝手に上がるトイレ。真空圧力釜とか、遠赤外線かまどとか、細かすぎる工夫がある炊飯器。これらは、いきすぎと思えるくらい特殊に発達しています。町を歩けばどこへ行っても清潔で、どんな店でもおしぼりが出てくる。

昔から、日本人は工夫をし始めると止まらないところが特徴です。私たちはガラパゴスに取り残されたゾウガメとは違うのです。これからはジャパンと言えば「独自の進化を遂げている」という意味だと、世界中に知れ渡らせるといいのです。

江戸は不思議な時代でした。鎖国をしていたため、日本固有の浮世絵などが独自に花開きました。それは、ゴッホやモネなど世界の大画家たちに影響を与えました。それほどの文化を、今の日本の芸術が持っているかというと、残念ながらありません。洋画を深く学んでしまうと、そっくりな絵を描く日本人が出てくるだけで、世界にインパクトを与える存在にはなり得ないのです。

尾形光琳や葛飾北斎は、ある種の隔絶された環境の中で、勤勉に工夫を重ね、世界に影響を与えるほどの文化を確立しました。語弊があるかもしれませんが、今の日本もグローバル化に背を向け、ソフトな鎖国をしてもいいと私は思います。

たとえばエネルギー問題も、原発を廃止すると欧米流の生活水準は保てないかもしれません。しかし、日本人の工夫力をもってすれば、いつしかとんでもなくおもしろいものが生み出される可能性があります。消費電力がものすごく低いのにやたらと明るい電球とか、何か特別な進化ができそうな気がするのです。

日本は資源も少なく、独自の言語しか話さないある種の村社会です。鎖国というと聞こえは悪いのですが、さまざまなものがうまく循環していた江戸時代を見直してみる。回帰するのではなく、超進化した「ネオ江戸時代」を目指す。それは、最終的に地球のためになるような気がします。これが、日本が豊かに発展して生き延びる道ではないでしょうか。

あとがき

『養生訓』に初めて興味を持ったのは、大学生のときでした。当時の私は、身体を基盤にしたコミュニケーションが研究テーマだったので、呼吸法やヨガ、野口整体や野口体操など、さまざまな教室に通っていました。大学の講義もひとりだけ開脚しながら受けているような、かなり風変わりな学生でした。

当時出合った本に、フランス人のアンリ・マスペロが書いた『道教の養性術』（持田季未子訳／せりか書房）があります。不老不死の仙人になるための修行法が書かれていて、気をどうやって流すかなどを学びました。その流れの中で、貝原益軒の『養生訓』に出合ったのです。

どちらも東洋の気の思想を軸にしていますが、マスペロが修行という非日常に注目したのに対し、益軒は日常の過ごし方を書いていて「これくらい普通がいいな」と思いました。また私の研究は、自分の身体を実験台にして論文を書くスタイルで、見たことや感じたことを細かく記して資料にします。『養生訓』にも益軒自身が試したことが書かれてあり、実験と知識が合体した書物であることに、非常に親近感を覚えました。

その後、再び『養生訓』と出合ったのは、年を重ねて体調を崩し、若いときのように無理がきかなくなったときです。大学生のころにはピンとこなかった益軒の言葉が、改めて読むと心にスッと入ってきたのです。「食べすぎないほうがいい」とか「何事もほどほどに」という助言は、まるで身近なおじいさんに言われているようで心に染みました。そして実際に、益軒のアドバイスを取り入れて生活するようになると、そのよさがさらにわかってきました。

『養生訓』が書かれた江戸時代と、現代では事情が違います。電車も電話さえもなかった時代と比べ、今はパソコンや携帯電話があり、ネット上でつきあう人も増え、何もかもがスピードアップし忙しくなっています。

私は江戸を描いた小説や書物が好きでよく読みますが、『養生訓』にはそれと同じようなゆったりした時間が流れています。現代とはまったく違う時間です。私たちは今の暮らしのスピードを変えることはできません。でも、表側はスピード感のある生活をしつつ、養生を裏側のテーマにして生きていくと、バランスがとれていいと思うのです。

実際は、日本全体が『養生訓』のようにのんびりとしてはいられません。これからは超高齢化社会を迎えますが、高齢者が養生だけを考えていては社会も回っていきません。動けるうちはしっかり働き、その一方で養生を取り入れバランスよく暮らす。それが、今後の日本に大切なことだと考えています。

私自身は身体についての研究を、二十歳前後から行ってきました。この本では自分があれこれ実験してきた中で、「おもしろい」と思うものを、益軒の言葉にプラスして書いてみました。益軒が記した『養生訓』の内容は、そのまま現代に当てはめると無理があります。今の時代に合った形でアレンジし、図を入れて、誰もが実践できるよう工夫しました。

ピンとくる内容があれば今日から取り入れてみてください。身体だけでなく、心のストレスも少なくし、さまざまなものが心地よくめぐるように、自分にフィットする方法を見つけましょう。

五十の金言として取り上げた益軒の言葉は、言葉そのものが心の支えになります。好きな言葉を覚えるだけで教養になるし、自分が行動を起こすときの標語にもなる。益軒の言葉が、みなさんが養生を実践していくためのきっかけになるよう願っています。

この本が形になるにあたっては、菅聖子さんとウェッジの山本泰代さんにお世話になりました。ありがとうございました。

二〇一二年六月

齋藤 孝

図解 養生訓──「ほどほど」で長生きする

2012年7月31日 第1刷発行
2023年5月31日 第5刷発行

著者 齋藤《さいとう》 孝《たかし》
発行者 江尻 良
発行所 株式会社ウェッジ
〒101-0052
東京都千代田区神田小川町1-3-1
NBF小川町ビルディング3階
電話：03-5280-0528
FAX：03-5217-2661
http://www.wedge.co.jp
振替：00160-2-410636

ブックデザイン 横須賀 拓
DTP組版 株式会社リリーフ・システムズ
印刷・製本所 図書印刷株式会社

ISBN 978-4-86310-100-5 C0095